DES RÉSULTATS ÉLOIGNÉS

DE LA

CURE RADICALE DE LA HERNIE CRURALE

PAR

Le Dr Marcel BRESSET

PARIS
G. STEINHEIL, ÉDITEUR
2, RUE CASIMIR-DELAVIGNE, 2
1895

DES RÉSULTATS ÉLOIGNÉS

DE LA

CURE RADICALE DE LA HERNIE CRURALE

IMPRIMERIE LEMALE ET Cie, HAVRE

DES RÉSULTATS ÉLOIGNÉS

DE LA

CURE RADICALE DE LA HERNIE CRURALE

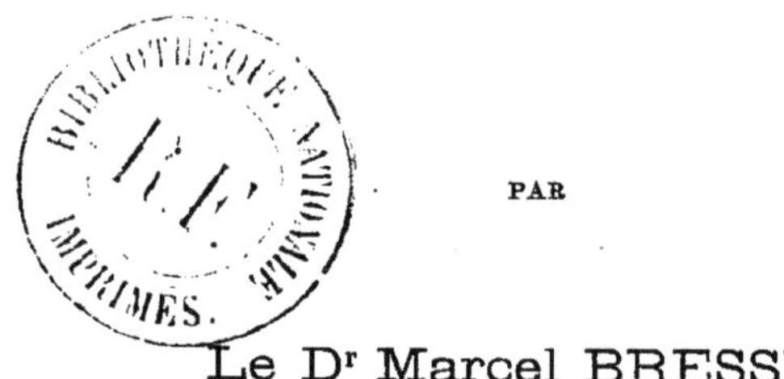

PAR

Le Dr Marcel BRESSET

PARIS

G. STEINHEIL, ÉDITEUR

2, RUE CASIMIR-DELAVIGNE, 2

1895

DES RÉSULTATS ÉLOIGNÉS

DE LA

CURE RADICALE DE LA HERNIE CRURALE

La cure radicale de la hernie crurale a été jusqu'à présent beaucoup moins étudiée que celle de la hernie inguinale. Si la rareté relative de la hernie crurale, et surtout les occasions moins fréquentes de pratiquer la cure radicale dans cette variété de hernies, expliquent dans une certaine mesure cet abandon, elles ne le justifient cependant pas. C'est pourquoi il m'a paru intéressant d'étudier les résultats éloignés de cette opération, d'autant plus que les opinions des chirurgiens qui se sont le plus occupés des hernies, présentent au sujet de la cure radicale de grandes divergences.

Si, pour Championnière, les résultats de la cure radicale de la hernie crurale « doivent être bons » (1), si, pour Reynier, ils « semblent meilleurs que dans la hernie inguinale » (2), on a dit aussi qu'ils étaient peu encourageants, et Mayor (3) écrit que « les hernies crurales ont beaucoup moins de chances de guérir d'une façon définitive que les inguinales ».

(1) J. L. Championnière. *Cure radicale des hernies*, Paris, 1892.

(2) Reynier. *Soc. de chirurgie*, 1892, t. XVIII, p. 358.

(3) Mayor. Th. de Berne, 1889.

Je me suis demandé si cette divergence d'opinions ne tenait pas à quelque différence dans la technique opératoire.

En effet, quelque méthode que l'on emploie pour aborder l'anneau crural, il est un temps opératoire dont l'importance m'a semblé capitale, c'est celui de la suture de l'anneau, c'est-à-dire *de l'oblitération du trajet herniaire.*

Si cette oblitération est possible, l'une des conditions fondamentales de la cure radicale, « la production d'une barrière solide dans la région où était située la hernie » (J. L. Championnière) (1), se trouve remplie, les résultats devront être satisfaisants.

Si au contraire la suture de l'anneau crural est inutile (Banks) (2), si elle est impossible ou illusoire, la cure radicale n'est plus qu'une opération incomplète dans le cas de hernie crurale, les récidives seront fréquentes.

Je me suis efforcé de résoudre ces deux questions :

I. L'oblitération du trajet herniaire est-elle possible et efficace dans la cure radicale des hernies crurales?

II. Quelle est la méthode opératoire dont les résultats éloignés sont les meilleurs?

L'étude d'un grand nombre d'observations de cure radicale, pratiquées par différentes méthodes pouvait seule conduire à des conclusions précises.

J'ai relevé dans les statistiques des chirurgiens français et étrangers, 377 observations, auxquelles j'ai ajouté 18 faits concernant des malades opérés par deux de mes maîtres, MM. Tuffier et Pierre Delbet. Ces 18 malades ont été revus dans le courant du mois de juin 1895 ; c'est tout ce que j'ai pu retrouver sur 42 opérés de mes deux maîtres (29 de M. Tuffier et 13 de M. Pierre Delbet).

Ma statistique se compose donc de 395 observations. Mais on ne trouvera pas dans mes tableaux les statistiques intégrales des

(1) J. L. Championnière. *Cure radicale des hernies*, p. 100.

(2) Banks. *Brit. M. J.*, 1893, t. II, p. 1042.

chirurgiens qui ont publié leurs observations, j'en ai éliminé tous les cas dans lesquels le malade n'avait pas été suivi, et ceux dans lesquels il avait été revu moins de six mois après l'opération (1).

Les résultats de cette statistique établissent d'une façon bien nette, que la cure radicale donne dans la hernie crurale des résultats éloignés très encourageants et que la suture de l'anneau herniaire, loin d'être impossible et illusoire, est au contraire la plus sérieuse garantie contre la récidive.

Contrairement à l'habitude, je n'ai pas consacré dans ce travail, un chapitre spécial à l'anatomie topographique de la région crurale ; ce que j'aurais pu écrire sur ce sujet n'eût été qu'une copie des traités classiques, et j'ai préféré m'en abstenir.

(1) J'ai dû passer sous silence plusieurs articles sur la cure radicale, statistiques ou procédés opératoires, que je n'ai pu me procurer, notamment :
— SCHEDE. *Aus der Gratulationschrift. für Esmarch.* Kiel and Leipzig, 1893.
— REICHEL. Stuttgart, 1886.
— REED. *Cincinnati Lancet Clinic,* 1894, t. XXXIII, p. 295.
— KELLY. *New-York Therap. Rev.*, 1894, t. II, p. 39.
— CADDY. *Indiana Med. Rec.*, 1893, t. XLIII, p. 417.
— BORELIUS. *Hygiea.* Stockholm, 1894, t. XLVI, p. 346.
— ZANINI et MONTEGNACCO. Milano, 1892.
— VALERANI. *Osservatore,* Torino, 1889, t. XI, p. 791.
— FERRARI. *Clin. Chirurg.*, Milano, 1893, t. I. p. 105.

I

Importance de la suture de l'anneau crural.

Avant de passer en revue les divers procédés de cure radicale communs aux hernies inguinales et crurales ou spéciaux à ces dernières, il est nécessaire d'exposer brièvement les raisons données pour ou contre la suture de l'anneau crural.

I. — « Pour Banks (1), la suture n'est pas nécessaire. La cure « radicale doit être avant tout une opération facile et pouvant « être pratiquée par tous ; la dissection et l'ablation du sac « constituent toute l'opération, il n'est pas besoin de fermer « l'anneau crural. » C'était l'opinion de Banks en 1887 et depuis, en 1893, dans un nouvel article, il répète que « dans les hernies crurales le procédé opératoire consiste simplement à disséquer et à reséquer le sac le plus haut possible ». Une telle opération est évidemment incomplète, les récidives doivent être fréquentes et nous verrons à l'étude des résultats éloignés qu'il en est ainsi.

II. — L'occlusion du trajet herniaire par la suture serait une excellente opération si elle était réalisée, mais « l'oblitération ou même le rétrécissement de l'anneau profond ne peut être obtenu, puisque le bord postérieur est osseux, crête pectinéale, et le bord interne rigide, inextensible » : c'est l'opinion de M. Marchand (2). M. Schwartz (3), Mayor (4), émettent aussi des doutes sur la possibilité de fermer l'anneau crural par des

(1) BANKS. *Brit. med. Journ.*, 1887, t. II, p. 1259 et *ibid.*, 1893, t. II, p. 1043.
(2) MARCHAND. *Soc. de chirurgie*, 1892, t. XVIII, p. 352.
(3) SCHWARTZ. *Ibid.*, p. 356.
(4) MAYOR. Thèse de Berne, 1889.

sutures, et Anderegg (1) pense que la suture de l'anneau crural n'est pas à recommander.

Mais si beaucoup de chirurgiens regardent cette manœuvre comme impossible, ils admettent la suture de l'anneau fibreux accidentel, ou le rétrécissement du canal intermédiaire aux deux anneaux, c'est-à-dire de l'espace qui sépare le véritable anneau crural de l'orifice fibreux creusé dans le fascia cribriformis.

Cette distinction entre l'anneau fibreux, l'anneau crural proprement dit, et le trajet intermédiaire aux deux anneaux, nous semble théorique. Gosselin (2) a d'ailleurs déjà démontré depuis longtemps que la fascia crébriformis, en se condensant autour du pédicule de la hernie, vient se confondre avec l'anneau crural. Cette opinion est celle de M. Berger (3) et M. Marchand lui-même « veut bien admettre qu'avec le temps les deux « orifices se rapprochent, au point de corriger presque absolument « le trajet inflexe des hernies jeunes et d'amener la superposition « des deux anneaux » ; il semble donc que cette distinction est un peu bien spécieuse, et que suture de l'anneau fibreux accidentel ou suture de l'anneau crural sont synonymes.

III. — Enfin un troisième groupe de chirurgiens admet la possibilité et l'efficacité de la suture de l'anneau crural. Pour J.-L. Reverdin (4) : « la partie externe de l'anneau peut, comme je « l'ai fort bien constaté, dit-il, être assez facilement rapprochée « du bord interne constitué par le ligament de Gimbernat ».

« J'ai toujours été surpris, dit le professeur Berger (5), du « peu de force qu'il faut pour amener et maintenir l'arcade crurale « au contact du pubis par des sutures ; aussi j'ai tout lieu de « croire que les adhésions obtenues de la sorte peuvent se transformer en une oblitération définitive de l'anneau crural. »

(1) ANDEREGG. *Deutsche Zeitsch. f. Chirurgie,* 1886, t. XXIV, p. 207.
(2) GOSSELIN. Cité par BERGER. *Traité de Chirurgie* (*Duplay-Reclus*), t. VI, p. 745.
(3) BERGER. *Traité de chirurgie* (*Duplay-Reclus*), t. VI, p. 745.
(4) J. L. REVERDIN. *Revue médicale de la Suisse Romande,* 1887, t. VII, p. 112.
(5) BERGER. *Soc. de chirurg.*, 1892, t. XVIII, p. 341.

Je n'ai pu faire l'autopsie d'un sujet opéré de hernie crurale depuis plusieurs années, ni même depuis plusieurs mois. Le seul cas intéressant que j'aie rencontré dans les auteurs a trait à une opérée de Kuster (1), qui succomba quarante-huit heures après la cure radicale d'une hernie crurale étranglée, à des accidents de myocardite. Bungner a pratiqué l'examen macroscopique et microscopique de la région crurale, et voici les constatations qu'il a faites : « Le péritoine est lisse au-dessus « de l'anneau herniaire et la plaie de la ligature du sac qui siège « au niveau de la partie interne du canal crural est déjà oblitérée. « La région du canal crural enlevée et des coupes microsco- « piques faites sur toute l'étendue de la cicatrice et la région « environnante, montrent l'oblitération parfaite du canal herniaire « et une adaptation serrée des lèvres de la plaie au niveau des « plans suturés en étages. »

Or, Kuster pratique avec soin dans ses opérations la suture de l'anneau crural.

Reste maintenant à démontrer l'efficacité de cette suture. Si les autopsies manquent, il nous reste un élément de comparaison entre les opérations faites simplement avec ligature et extirpation du sac et celles, au contraire, dans lesquelles l'anneau a été suturé. 232 malades opérés par le premier procédé ont fourni 67 cas de récidive, soit 28,87 p. 100; au contraire, dans les 163 cas où la suture de l'anneau crural a été faite, il n'y eut que 14 récidives, soit 8,64 p. 100,

Les statistiques personnelles des différents chirurgiens parlent dans le même sens. Bassini (2), qui pratique systématiquement la suture de l'anneau, n'a pas observé une seule récidive sur 54 cas. Kuster (3) sur 28 opérations dont les résultats ont été contrôlés après au moins dix-huit mois, n'enregistre également aucun échec.

(1) Kuster, in Bungner. *Deutsche Zeitsch. f. Chirurgie*, 1893-1894, t. XXXVIII, p. 549, obs. 74.

(2) Bassini. *Archiv. f. klin. Chirurgie,* 1894, t. XLVII, p. 1, et Padova, 1893.

(3) Kuster in Bungner. *Loc. cit.*

Par contre, nous voyons dans la thèse de Munzinger (1) 17 cures radicales faites sans suture de l'anneau, à la clinique de Krönlein donner six récidives, soit 35,2 p. 100. La statistique de Riedel (2), publiée par Wette en 1889, porte sur 28 cas avec 4 récidives, soit 14,2 p. 100. Enfin sur 37 opérations, Banks (3) a cité 13 récidives.

Il est donc bien évident que la cure radicale avec suture de l'anneau crural est possible, que ses résultats ne sont pas illusoires et qu'elle doit être la méthode de choix. Cette suture, comme d'ailleurs tous les temps opératoires de la cure radicale des hernies, a été pratiquée de façons bien différentes. Mon intention était d'étudier les procédés décrits, ou du moins ceux employés à l'heure actuelle, de recueillir et de grouper toutes les opérations pratiquées suivant ces diverses méthodes pour connaître celle qui donnait les meilleurs résultats. Mais les observations sont en général rapportées avec trop peu de détails et j'ai dû me contenter de les diviser en deux catégories : 1° Les observations dans lesquelles la suture de l'anneau n'a pas été pratiquée ; 2° celles dans lesquelles on a tenté l'oblitération du trajet herniaire.

(1) Munzinger. Thèse de Zurich, 1884.
(2) Riedel, in Wette. Thèse de Iéna, 1889.
(3) Banks. *Brit. M. J.* 1893, t. II, p. 1043.

II

Méthodes opératoires.

Trois voies ont été utilisées pour pratiquer la cure radicale de la hernie crurale, ou plutôt pour aborder l'anneau lui-même. De là trois méthodes auxquelles tous les procédés opératoires peuvent se rattacher.

Je décrirai donc successivement :

A. — *La méthode crurale.*

B. — *La méthode inguinale ou inguino-crurale.*

C. — *La laparotomie.*

A. — Méthode crurale

Afin d'éviter les redites auxquelles m'entraînerait la description complète de tous les procédés opératoires qui se rattachent à la méthode crurale, je passerai successivement en revue les différents temps opératoires de la cure radicale, et je noterai à propos de chacun les modifications qui lui ont été apportées.

M. Berger (1) décrit dans la cure radicale de la hernie crurale cinq temps opératoires; c'est cette division que nous suivrons.

Premier temps. — Incision de la peau, découverte du sac herniaire.

Deuxième temps. — Incision du sac, exploration et traitement de son contenu.

(1) Berger. *Soc. de chirurgie*, 1892, t. XVIII, p. 341.

Troisième temps. — Isolement, ligature, excision du sac, fixation du moignon.

Quatrième temps. — Occlusion du trajet herniaire.

Cinquième temps. — Suture des parties molles.

Premier temps.

Incision cutanée. — L'incision peut être : verticale; oblique de haut en bas et de dehors en dedans; parallèle à l'arcade crurale. Enfin dans les hernies volumineuses, on l'a faite courbe à concavité supérieure, ou en forme de T.

La seule condition nécessaire ici est « d'avoir un accès facile sur le pédicule de la hernie » (Berger).

Quant à la *découverte du sac* souvent accompagné d'un lipome préherniaire, elle est toujours facile.

Deuxième temps.

Incision du sac, exploration et traitement de son contenu. — Dans les hernies crurales, le sac irrégulier contient presque toujours de l'épiploon et de l'épiploon adhérent.

Si les adhérences épiploïques ne remontent pas jusqu'au niveau du collet, leur dissection, la ligature (simple, double ou en chaîne) du pédicule et la résection de l'épiploon s'imposent. Cependant Bennett (1), au lieu de pratiquer la résection de l'épiploon, le réduit dans l'abdomen, à l'aide d'anses de fils dont les chefs après avoir traversé la masse épiploïque sont remontés dans l'abdomen à travers l'anneau herniaire et fixés à l'aponévrose du grand oblique; c'est en somme le procédé de rebroussement de A.E. Barker appliqué à l'épiploon.

Lorsque les adhérences se continuent sur le collet du sac et qu'il devient impossible de les disséquer, ce qui d'ailleurs est l'exception, deux procédés s'offrent à l'opérateur.

(1) W. H. Bennett. *Lancet*, 1891, t. II, p. 599.

On peut fendre le collet et pénétrer jusque dans l'abdomen afin de rencontrer une portion d'épiploon libre d'adhérences ; il ne reste plus alors qu'à lier l'épiploon, et le sectionner au-dessous de la ligature. Toute la partie adhérente est ensuite enlevée avec le sac.

L'autre procédé consiste à étreindre dans une ligature simple ou en chaîne le collet du sac et le pédicule épiploïque réunis, de faire la résection au-dessous de la ligature, laissant ainsi le moignon composé du sac de l'épiploon dans l'anneau herniaire. Le premier procédé est meilleur et presque toujours applicable, car les adhérences épiploïques ne remontent guère au delà de l'anneau.

Quant aux adhérences intestinales, elles ne présentent rien de particulier dans les hernies crurales, et doivent être disséquées.

Troisième temps (1).

ISOLEMENT, LIGATURE, EXCISION DU SAC, FIXATION DU MOIGNON. — Le sac des hernies crurales se laisse facilement disséquer. Ce n'est qu'exceptionnellement, dans des hernies très anciennes, que l'on trouvera des sacs épais adhérents de toutes parts, et dont la dissection complète sera impossible ; nous n'avons vu cette complication opératoire signalée que dans quelques rares observations (2). Le sac doit être isolé le plus haut possible et ce temps opératoire est plus facile ici que dans les hernies inguinales, car on n'est gêné ni par le testicule, ni par les éléments du cordon. La veine fémorale n'a jamais été cause d'aucune complication. Les deux seuls incidents de la dissection du collet du sac sont la possibilité d'amener dans l'orifice herniaire avec

(1) J'ai volontairement omis les procédés dans lesquels on laisse le sac herniaire en place, en faisant une simple ligature du collet. Je ne parlerai pas non plus de l'invagination sans ouverture du sac. Ces procédés anciens, ayant leur raison d'être avant l'antisepsie, sont aujourd'hui abandonnés, et n'ont plus qu'un intérêt historique.

(2) MACEWEN, cité in DIXON JONES. *New-York Med. J.*, 1887, t. XLV, p. 651. — NOWLAN. *Med. Press. and circul.*, 1891, t. LI, p. 374. — WALSHAM. *Brit. Med. Journ.*, 1884. t. II, p. 713.

le péritoine, la vessie (1) ou le canal déférent (2). Il suffira d'un peu d'attention pour reconnaître ces organes et les faire récliner.

Cette dissection achevée, une ligature simple ou double est placée sur son collet, et le sac réséqué au-dessous de la ligature.

La plupart des chirurgiens laissent le moignon remonter de lui-même dans l'abdomen, et si la dissection a été poussée très loin, on voit le moignon du sac disparaître brusquement au-dessus de l'orifice supérieur de l'anneau crural.

Pour détruire plus sûrement toutes traces d'infundibulum péritonéal, Ball (3) saisit le sac avec une pince, et lui imprime un mouvement de torsion (3 ou 4 tours) sur son axe. La ligature du collet (double ligature) est alors placée et le sac réséqué.

A. E. Barker (4) conserve les deux chefs de la ligature du sac excisé, et les conduit dans le tissu cellulaire sous-péritonéal, bien au-dessus de l'arcade crurale, à l'aide d'une aiguille mousse. Les deux chefs sont alors liés en avant de l'aponévrose du grand oblique. Ce procédé, que Barker a appliqué d'abord aux hernies inguinales, a été adopté par Heuston (5), Loockwood (6), Berger (7) et Barker dans la cure radicale des hernies crurales.

Macewen (8) forme à l'aide du sac disséqué, une pelote solide qu'il fixe au niveau de l'orifice supérieur de l'anneau crural. Le sac replié sur lui-même un certain nombre de fois, est traversé de son fond vers son collet par un fil fixé par une de ses extrémités au fond du sac. Ce fil traversant alternativement un

(1) Demoulin. *Union médicale*, 1893, t. L, p. 229. — Moissy. *J. des Sc. Méd. de Lille*, 1893, t. 1, p. 113.

(2) Richelot. *Soc. de chirurgie*, 1892, t. XVIII, p. 349.

(3) Ball. *Brit. M. J.*, 1887, t. II, p. 1272.

(4) A. E. Barker. *Med. chir. Trans.*, 1890, t. LXXXIII, p. 273.

(5) Heuston. *Brit. Med. J.*, 1887, t. II, p. 1206.

(6) Lockwood. *Lancet*, 1893, t. II, p. 1297.

(7) Berger. *Soc. de chirurgie*, 1892, t. XVIII, p. 341, et *Traité de chirurgie* (*Duplay-Reclus*), t. VI, p. 758.

(8) Macewen. *Annals of Surgery*, 1886, t. IV, p. 117. *Brit. M. J.*, 1887, t. II, p. 1263.

certain nombre de fois les faces opposées du sac en maintient le plissement lorsqu'on tire sur son extrémité libre.

Stanmore Bishop (1) au lieu de plisser le sac « comme un rideau, le plisse comme une bourse », de façon à mieux mettre en contact, dit-il, les faces péritonéales du sac. C'est une modification, en somme, peu importante du procédé de Macewen.

Kocher (2) applique aux hernies crurales son procédé de cure des hernies inguinales. « Le sac est bien complètement isolé, « tordu aussi fortement que possible, et attiré à travers une « petite ouverture au-dessus du ligament de Poupart, puis tra- « versé par des points de suture unissant l'aponévrose du pectiné « et l'arcade de Fallope, et destinés à fermer l'anneau crural. »

Greig Smith (3) décrit un procédé analogue, si toutefois j'ai bien compris les quelques lignes de son article, consacrées à la hernie crurale.

Quatrième temps.

Occlusion du trajet herniaire. — Ce temps de l'opération qui a le plus préoccupé les chirurgiens, a été réalisé de façons bien différentes. Les moyens employés pour obturer l'anneau crural sont :

1° *L'occlusion par un moignon épiploïque ;*

2° *La suture du trajet herniaire ;*

3° *L'autoplastie ;*

4° *L'occlusion par un corps étranger* (*catgut, os décalcifié*).

1° *Occlusion par un moignon épiploïque.* — Nous avons vu précédemment que dans les cas d'adhérences épiploïques au collet du sac, on avait parfois terminé l'opération en faisant une ligature comprenant le collet et l'épiploon, et abandonné le moignon ainsi formé dans l'anneau herniaire. Dubois (4) a

(1) Stanmore Bishop. *Lancet*, 1890, t. I, p. 1169.

(2) Kocher. *Corresp. Blatt f. Schweizer Aerzte*, 1892, t. XXII, p. 561. Traduct. in *Annals of Surgery*, 1892, t. XVI, p. 526.

(3) Greig Smith. *Bristol Med. and Surg. J.*, 1890, t. VIII, p. 12.

(4) Dubois. *J. de méd. chirurg. et pharm. de Bruxelles*, 1885, t. LXXX, p. 481.

voulu faire de cette méthode d'exception, la règle dans le traitement des épiplocèles crurales.

2° *Suture de l'anneau crural.* — « Il n'y a pas là comme « pour la hernie inguinale, dit M. J.-L. Championnière (1), l'obligation de fermer un long trajet et ce ne serait pas le lieu de « multiplier les sutures perdues. Si l'on en fait deux, au plus « trois, au point le plus rapproché du péritoine abdominal, on a « lieu d'être satisfait. »

John Wood (2), Cushing (3) et M. Berger (4), font une suture plus compliquée du trajet herniaire. « Une anse de fil est passée « sous l'aponévrose du pectiné, de telle sorte que ses deux « chefs ressortent dans le canal crural, l'un en dedans, l'autre « en dehors ; on les y reprend pour les faire traverser isolément l'arcade crurale et on les noue en avant de cette arcade. « En serrant cette anse, on rapproche ainsi l'aponévrose du « pectiné de l'aponévrose abdominale, et l'on oblitère d'une « manière complète la lumière du canal crural. Trois ou quatre « points de suture doivent être superposés de la sorte. » (Berger.)

« L'aiguille, dit J. Wood, est passée dans les parties pro- « fondes de la gaine fémorale, la portion pubienne du fascia lata, « et ressort sur la ligne pectinéale au niveau de la veine fémo- « rale protégée par un écarteur, puis elle est passée dans le « ligament de Poupart ressortant à la partie supérieure de « l'incision. L'autre chef de fil est passé à la partie interne « de l'incision, au niveau de la portion pubienne du fascia « lata et traverse le ligament de Gimbernat pour ressortir « au-dessus de l'arcade crurale. »

(1) J.-L. Championnière. *Cure radicale des hernies*, 1892.

(2) Wood. *Brit. M. J.*, 1885, t. I, p. 1184. *Med. Times und Gaz*, 1885, t. I, p. 777. *Med. Press and Circul.*, 1885, t. XXXIV, p. 529, et t. XL, p. 5.

(3) Cushing. *Boston Med. und Surg. Journ.*, 1888, t. CXIX, p. 546.

(4) Berger. *Traité de chirurgie (Duplay-Reclus)*, t. VI, p. 758, et *Soc. de chirurgie*, 1892, t. XVIII. p. 341.

M. Richelot (1) « prend d'abord le contour externe de l'anneau « fibreux au-devant de la veine, chemine vers le ligament de « Gimbernat, l'accroche et ressort en traversant d'arrière en « avant l'arcade crurale en ayant soin de ne pas prendre le canal « déférent. Trois fils suffisent d'ordinaire à une oblitération par- « faite ».

Lockwood (2) fait une suture analogue.

Tricomi (3) a préconisé ce qu'il appelle « la suture en bourse » de l'anneau crural. A l'aide d'une aiguille de Hagedorn il prend successivement : 1° La partie externe de l'arcade crurale au niveau de l'orifice supérieur de l'anneau ; 2° la gaine des vaisseaux fémoraux ; 3° l'aponévrose du pectiné et le muscle pectiné lui-même en passant le plus près possible de la branche horizontale du pubis ; 4° le ligament de Gimbernat ; 5° l'arcade de Fallope au voisinage de l'autre chef de la ligature. Il place ainsi deux ou trois fils l'un au-dessus de l'autre.

Colzi (4) pratique une suture profonde continue qui commence en haut sur le ligament de Cooper qu'elle unit à l'arcade crurale et au ligament de Gimbernat, et qui vient en spirale se terminer à l'aponévrose superficielle.

Bassini (5), voulant obtenir la restitutio ad integrum de l'entonnoir crural après la dissection et l'ablation du sac, fait une suture qui réunit : 1° la partie interne de l'arcade crurale à l'aponévrose de revêtement de la crête pectinéale, et 2° le repli falciforme à l'aponévrose du pectiné.

« A l'aide d'une aiguille courbe de moyenne grosseur et d'un « fil fort, il passe trois points de sutures qui réunissent l'ar- « cade fémorale à l'aponévrose du pectiné. Le premier point « est passé un peu en dehors de l'épine du pubis, traver- « sant l'arcade de Fallope au-dessous du ligament rond, ou

(1) Richelot. *Soc. de chirurgie*, 1892, t. XVIII, p. 349.
(2) Lockwood. *Lancet*, 1893, t. III, p. 1297.
(3) Tricomi. *Riforma medica*, 1892, t. II, p. 556.
(4) Colzi. *Contributo. d. Chir. opérat.*, Firenze, 1891, in Ruggi, p. 8.
(5) Bassini. *Arch. f. klin. Chirurgie*, 1894, t. XLVII, p. 1, et Padova, 1893.

« du cordon spermatique réclinés en haut. Le deuxième point « de suture est placé à un demi-centimètre du premier, le « troisième à égale distance du deuxième. Le dernier point « est à un demi-centimètre de distance de la veine fémorale. « Avant de nouer les premiers points de suture, il est nécessaire « de réunir le repli falciforme à la partie correspondante du « fascia pectinea par trois à quatre sutures. On arrive ainsi « à l'angle inférieur du repli falciforme, c'est-à-dire au-dessus « de l'embouchure de la grande veine saphène. Ces six à sept « points passés, on lie en commençant par le point le plus « rapproché de l'épine pubienne. La ligne de suture a la « forme de la lettre C inclinée. La partie interne de cette suture « tend l'arcade fémorale, l'attire en arrière de façon à dimi- « nuer ainsi l'ouverture supérieure de l'entonnoir crural de la « partie médiane et inférieure, tend transversalement la partie « antérieure de l'entonnoir, unit le bord interne du repli falci- « forme au fascia pectinea et au muscle pectiné, et réalise ainsi « la disposition normale de l'entonnoir crural. »

Dans la plupart des observations rapportées dans nos tableaux, on a fait la suture du trajet herniaire au moyen de 2, 3 ou 4 points, unissant l'arcade de Fallope à l'aponévrose du pectiné ou mieux au ligament de Cooper.

3° *Autoplastie.* — Réservée jusqu'à présent aux hernies crurales volumineuses, et celles-ci sont rares, l'autoplastie n'a guère été appliquée que dans les cas où l'anneau crural admettant deux ou trois doigts, il a semblé impossible à l'opérateur d'amener au contact l'arcade crurale et le ligament de Cooper, du moins d'une façon durable.

La fermeture de l'orifice herniaire a été réalisée à l'aide de procédés autoplastiques de deux ordres différents. Tantôt on a taillé dans les muscles pectiné ou moyen adducteur un lambeau destiné à être relevé et fixé sur l'orifice du canal crural, tantôt on a détaché du pubis un lambeau ostéopériostique destiné au même usage. De là deux variétés d'autoplastie :

a) *autoplastie fibro-plastique ou myoplastie*, et *b*) *autoplastie ostéo-périostique*.

a) Dans la même année, Watson Cheyne (1), Salzer (2), et Giordano (3) ont préconisé un procédé autoplastique qui consiste à tailler un lambeau dans le muscle pectiné. Mais Stonham (4) a revendiqué la priorité de l'invention, sa première opération datant de 1887. Voici en quoi consiste cette intervention :

Les trois premiers temps de l'opération sont les mêmes que dans tout autre procédé de cure radicale. Le quatrième temps consiste à tailler dans le muscle pectiné une languette musculaire de dimensions telles qu'elle puisse fermer le canal crural sans aucun tiraillement. Cette languette comprend toute l'épaisseur du muscle. Deux fils sont placés aux deux angles inférieurs libres de ce lambeau qui est détaché en rasant l'os. Le lambeau relevé en haut, les fils sont passés à travers la paroi abdominale, le fil externe au-dessus, le fil interne au niveau de l'arcade crurale. Le résultat définitif est l'oblitération complète du canal crural par une épaisse masse musculaire qui en s'atrophiant produit un tissu fibreux résistant (Cheyne).

Pratiquant la cure radicale d'une volumineuse hernie crurale, du volume d'une tête d'enfant, M. Schwartz (5), pour oblitérer l'anneau crural qui pouvait donner passage à deux doigts, tailla dans le moyen adducteur un lambeau musculaire à base inférieure de 8 centim. de longueur, qui fut relevé en haut, inséré dans l'anneau crural et suturé à l'arcade et à l'aponévrose pectinéale par des soies très fines.

Fabricius (6) a décrit récemment une méthode d'oblitération de l'anneau crural, que je rattacherai à la méthode fibro-plastique.

(1) W. Cheyne. *Lancet*, 1892, t. II, p. 1039.
(2) Salzer (d'Utrecht). *Cent. für Chirurgie*, 1892, p. 665.
(3) Giordano. *Gazz. med. de Torino*, 1892, t. XLIII, p. 661. Analysé in *Rif. méd.*, 1892, t. III, p. 634.
(4) Stonham. *Lancet*, 1892, t. II, p. 1198.
(5) Schwartz. *Association française de chirurgie*, 1893, t. VII, p. 685.
(6) Fabricius. *Cent. f. Chirurgie*, 1894, t. XXI, p. 121.

Une incision de 10 à 12 centim. parallèle et sur l'arcade crurale est pratiquée, s'étendant jusqu'à l'épine du pubis.

Après dissection, ligature et excision du sac, on détache le feuillet superficiel du fascia lata qui s'insère à l'arcade de Fallope, en rasant avec un scalpel l'épine du pubis ; on désinsère ainsi en partie l'arcade crurale. Puis les vaisseaux fémoraux écartés très fortement en dehors, on place de l'arcade de Fallope à l'aponévrose de Cooper, en rasant le périoste de la branche horizontale du pubis, une série de 5 à 6 points de suture. On obtient ainsi une fermeture parfaite de l'anneau crural. L'opération est terminée par quelques points de suture unissant l'aponévrose fémorale superficielle au fascia pectinea, enfin on ferme l'orifice externe du canal inguinal par 2 ou 3 sutures.

b). Le procédé ostéopériostique de Trendelenburg (1) est plus compliqué. Je le résume d'après le travail de son assistant Hackenbruch (2). « Une longue incision oblique met à découvert « la région de l'anneau ; cette incision commence vers l'épine « du pubis du côté sain, passe au-devant de la symphyse et « s'étend jusque vers l'épine iliaque antéro-supérieure du côté « malade. Si la hernie très volumineuse descend au-devant de « la cuisse, on fait partir du milieu de la plaie une seconde inci- « sion verticale s'étendant à toute la hauteur de la tumeur her- « niaire. Le deuxième et le troisième temps de l'opération ne « présentent rien de particulier.

« Pour tailler le lambeau ostéopériostique on divise par- « tiellement avec le bistouri les fibres des muscles droits abdo- « minaux, au niveau de leur insertion à l'arête antérieure du « bord supérieur des deux branches horizontales du pubis; puis « on sectionne de même en partie les fibres du droit interne et « du grand adducteur le long du bord interne de la branche « descendante du pubis du côté de la hernie. Avec un large « ciseau, et en commençant par la symphyse du côté sain, on

(1) TRENDELENBURG. *Verhandl. des Deutsche Gesellschaft*, 1893, Pt 1, p. 76.
(2) HACKENBRUCH. *Beitrage zur klin. Chirurgie*, 1894, t. XI, p. 779.

« taille aux dépens des os pubiens et de la symphyse un lambeau « long de 2 centim. et épais de plusieurs millimètres, lambeau « que l'on laisse autant que possible en continuité avec le sque- « lette pelvien, au niveau de l'épine du pubis du côté de la « hernie. Le lambeau taillé est ensuite rabattu en haut, de façon « à ce que sa face périostique regarde en arrière et sa face « saignante en avant ; l'extrémité supérieure est amenée en avant « du ligament de Poupart et fixée par des sutures au catgut, « d'autres sutures fixent le lambeau osseux au moignon du sac.

Enfin M. Poullet (1) décrit, en 1894, un procédé d'autoplastie fibro-périostique, pour la cure radicale des hernies inguinales, mais qu'il déclare applicable aux hernies crurales. Je transcris textuellement la description de l'auteur.

« Dissection et toilette des deux piliers et du bord de l'orifice « externe du canal inguinal. On met complètement à nu la ban- « delette aponévrotique nacrée qui sert de tendon d'insertion « au premier adducteur superficiel. Le bistouri est glissé à plat « sous cette bande fibreuse que l'on sectionne à 3 ou 4 centim. « de son insertion au pubis ; ce tendon devient l'extrémité libre « du lambeau. On finit de le séparer avec la rugine tranchante « en laissant à sa face profonde toute la masse de tissu fibreux « qui recouvre le pubis. Cet os est dénudé sur une étendue « verticale de 2 centim. et transversalement depuis la ligne de la « symphyse pubienne jusques et y compris l'épine du pubis qui « est comme déshabillée.

« On ménage avec soin la large insertion de ce lambeau au bord « libre du pubis et on relève ce lambaau contre l'orifice externe « du canal inguinal en le faisant passer sous le cordon. »

4° La fermeture de l'anneau crural par un *transplant osseux* consiste à interposer un gros bouchon d'os décalcifié entre le moignon du sac rentré dans l'abdomen et la paroi. « Le sac dis-

(1) POULLET. Congrès international Rome, 1894, et *Gaz. hebd. de Sc. méd. de Bordeaux*, 1894, t. XV, p. 172.

« séqué haut et reséqué, le moignon abandonné disparaît dans « la paroi abdominale. Entre cette paroi et le péritoine, de façon « à boucher complètement l'orifice herniaire, j'interpose une « solide plaque d'os décalcifié qui est bien maintenue dans sa « position par quelques sutures qui rapprochent et réunissent « les bords de l'orifice. Le transplant est destiné à être remplacé « par un tissu fibreux solide qui se fusionne avec les parois voi- « sines pour fermer l'orifice herniaire, repousser la fossette « péritonéale et la remplacer par une saillie » (Thiriar) (1).

M. Schwartz (2), après avoir suturé « par le plus grand nombre « de points de catgut ou de soie, les parois du canal crural de « façon à le fermer le mieux possible, remplit le canal crural là « où se trouve le ganglion crural profond par un tampon de « catgut très aseptique et suture par dessus de façon à obtenir « un véritable bouchon cicatriciel qui renforce la faible barrière « opposée par l'anneau crural. »

Cinquième temps.

Suture des parties molles. — L'aponévrose fémorale, le fascia crebriformis et le tissu cellulaire profond sont réunis par des sutures perdues à la soie ou au catgut. Kuster (3) fait même un double plan de sutures profondes. La peau est réunie sans drainage.

Il nous reste à dire un mot des divers agents employés pour les sutures :

Le catgut, la soie, le tendon de kanguroo, le crin de Florence, le fil d'argent en sutures perdues ont été employés; les uns et les autres ont là comme dans la chirurgie en général, leurs partisans exclusifs.

Depuis 1887, Schede (4) se sert de sutures perdues au fil

(1) Thiriar. *Assoc. française de chirurg.*, 1893, t. VII, p. 318, et *Mercredi médical*, 1893, p. 249.

(2) Schwartz. *Soc. de chirurgie*, 1892, t. XVIII, p. 356.

(3) Kuster. *XVe Congrès de chirurg. allem.* P., p. 291, 1886, et in Bungner. *Deutsche Zeitsch. f. Chirurgie*, 1893, t. XXXVIII, p. 549.

(4) Schede. *XXIIe Congrès des chirurg. allem.*, 1893, P., I, p. 174.

d'argent pour fermer l'anneau herniaire. Les résultats de cette méthode seraient, d'après lui, très encourageants, et dans la cure radicale comme dans la laparotomie, les récidives et les éventrations auraient diminué dans de notables proportions.

CHOIX DE LA MÉTHODE

I. — Nous n'avons rien de spécial à dire de l'incision cutanée ; l'incision verticale nous semble cependant la plus commode pour arriver facilement sur le collet de la hernie.

II. — Le procédé de choix dans le traitement de l'épiploon, est la résection aussi complète que possible, et la réduction du moignon, même au prix du débridement de l'arcade crurale. D'ailleurs il est exceptionnel que l'on soit obligé d'en arriver là, et le plus souvent après une dissection minutieuse et une ligature en chaîne, il est possible de réduire le moignon épiploïque.

Je rejetterai d'une façon formelle la réduction en masse de l'épiploon comme l'a proposé Bennett (1) et surtout la ligature du collet du sac et du moignon épiploïque réuni. Nous reviendrons d'ailleurs sur ce point dans le paragraphe IV, à propos de la fermeture de l'anneau crural.

III. — Le sac doit être disséqué et lié le plus haut possible. Quant à la torsion suivant le procédé de Ball (2) elle n'a jamais été à notre connaissance appliquée aux sacs des hernies crurales.

Macewen (3) a systématiquement traité toutes les hernies crurales qu'il a opérées (étranglées ou non) par son procédé ; il n'a jamais observé de récidives ; comme il fait également la suture de l'anneau crural, il n'est pas possible de savoir ce qui revient exactement à ce temps de l'opération. On peut lui faire ce reproche que dans les hernies étranglées il est imprudent de réduire dans l'abdomen des tissus dont la vitalité est quelquefois fort

(1) BENNETT. *Lancet*, 1891, t. II, p. 599.

(2) BALL. *Brit. M. J.*, 1887, t. II, p. 1272.

(3) MACEWEN. *Annals of Surgery*, 1886, t. IV, p. 117 et *Brit. M. J.*, 1887, t. II, p. 1270.

compromise. Aussi malgré l'avis de Lauenstein (1) je pense que ce ne sera jamais la méthode de choix.

Le rebroussement du moignon du sac (Barker) (2) a de nombreux partisans [M. Berger (3), Lockwood (4), Heuston (5)]. Jusqu'ici ses résultats ont été satisfaisants et nous n'avons aucune objection à lui opposer.

Quant à la torsion du sac et à sa fixation dans l'anneau crural, comme le recommande Kocher (6), nous attendrons pour la juger que les résultats de cette méthode aient été publiés, car dans la dernière statistique de cet auteur publiée par Leuw (7) nous n'avons trouvé aucune observation de hernie crurale dans laquelle elle ait été employée.

IV. — 1° L'occlusion du trajet herniaire par un moignon épiploïque est à rejeter ; la majorité des chirurgiens la condamne ; elle expose le malade à des accidents douloureux et peut même amener des phénomènes d'étranglement interne ; de plus, la proportion des récidives à la suite de ce genre d'opérations est très élevée (nous en comptons 11 cas avec 4 récidives, (36,36 0/0) dans notre statistique).

2° La suture du trajet herniaire devant être faite, quelle est la meilleure manière de la pratiquer?

Il n'y a pas lieu de se montrer exclusif. Je crois que tous les procédés décrits peuvent donner d'excellents résultats à la condition de placer les sutures le plus haut possible sur le ligament de Cooper en rasant la branche horizontale du pubis de façon à ne pas laisser au niveau de l'orifice supérieur du canal crural un infundibulum qui pourrait être une amorce à la récidive. J'ai toujours observé ce fait dans les quelques expé-

(1) Lauenstein. *Archiv. f. klin. Chirurg.*, 1890, t. XL, p. 639.
(2) A.E. Barker. *Med. chir. trans.*, 1890, t. 73, p. 273.
(3) Berger. *Traité de chirurgie*, t. VI, p. 758.
(4) Lockwood. *Lancet*, 1893, t. II, p. 1997.
(5) Heuston. *Brit. M. J.*, 1887, t. II, p. 1906.
(6) Kocher. *Corresp. Blatl. f. Schweizer Aerzte*, t. 22, p. 561.
(7) Leuw. *Archiv. f. klin. Chirurg.*, 1893, t. XLVI, p. 40.

riences de suture de l'anneau crural que j'ai pu faire sur des cadavres de sujets non hernieux ; cette condition doit donc a fortiori se présenter chez ceux qui sont atteints de hernie crurale.

La suture préconisée par M. Berger (1) nous paraît réaliser l'occlusion parfaite de l'anneau herniaire. C'est en somme une suture en U qui affronte plus largement les surfaces à réunir que ne le fait peut-être la suture à points simples. Quant à la suture en bourse de Tricomi (2), à la suture en spirale de Colzi (3), elles sont compliquées et bien théoriques. Bassini (4) a obtenu avec son mode de suture 54 guérisons sur 54 opérations et il y aurait mauvaise grâce à ne pas recommander sa manière de faire; cependant Kuster (5), avec la simple suture de l'anneau crural et la suture profonde des plans cellulo-aponévrotiques de la région crurale, est arrivé aux mêmes résultats.

3° Les méthodes autoplastiques s'adressent, comme nous l'avons dit précédemment, à des cas spéciaux (grosses hernies avec anneau très large admettant deux et trois doigts) et ne seront jamais que des méthodes d'exception, les grosses hernies crurales étant infiniment rares, bien plus rares que les grosses hernies inguinales.

Méthode fibro-plastique. — *a*) Sur 10 opérés, un seul a été suivi 11 mois (Salzer) (6). Dans les cas de Cheyne (7); Novaro (8); Tilanus (9); Stonham (10); Schwartz (11), les résultats ont été publiés après moins de 6 mois; il est nécessaire, avant de se prononcer d'une façon définitive sur la méthode fibro-plastique, d'attendre les résultats publiés à plus longue échéance.

(1) Berger. *Soc. de chirurg.*, 1892, t. XVIII, p. 341.
(2) Tricomi. *Rif. medica*, 1892, t. II p. 556.
(3) Colzi. In Ruggi. Bologna, 1893, p. 8.
(4) Bassini. *Archiv. f. klin. Chirurg.*, 1894, t. XLVII, p. 1 et Padova 1893.
(5) Kuster. In Bungner. *Deutsche Zeitsch.f. chirurg.*, 1893-94, t. XXXVIII, p. 549.
(6) Salzer. *Cent.f. Chirurgie*, 1892, p. 665, et Oidtman. Th. d'Amsterdam, 1893, p. 96.
(7) Cheyne. *Lancet*, 1892, t. II, p. 1039.
(8) Novaro. In Ruggi, 1893, p. 10.
(9) Tilanus. In Oidtman. Thèse d'Amsterdam, 1843, obs. 2 et 3.
(10) Stonham. *Lancet*, 1892, t. II, p. 1198.
(11) Schwartz. *Assoc. française de chirurgie*, 1893, t. VII, p. 685.

J'en dirai autant du procédé de Fabricius. Les opérations publiées jusqu'ici par Fabricius (1) et par Frey (Wolfler) sont trop récentes pour permettre d'apprécier les résultats définitifs de cette opération. Cependant déjà Gersuny a observé dans ces cas une hernie inguinale survenue quelques mois après une cure radicale pratiquée suivant cette méthode.

b) L'autoplastie par un *lambeau ostéopériostique* n'a été jusqu'ici mise en pratique que par Trendelenburg. Dans les cinq observations publiées par Hackenbruch il y eut deux récidives et les trois autres malades, l'une revue au bout de deux ans était bien guérie de sa hernie crurale, mais avait depuis six mois une hernie inguinale du même côté. Une autre n'avait pas été suivie plus de six semaines. La troisième avait une tendance à la récidive. Il s'agissait d'ailleurs dans tous ces cas d'énormes hernies irréductibles et incoercibles, et il est possible que la cure radicale faite par les autres procédés n'eût pas donné de meilleurs résultats.

Je ne puis rien dire du procédé de M. Poullet (2); aucune observation n'en a été publiée.

Si l'on rapproche de ces faits les observations de volumineuses hernies crurales dans lesquelles la cure radicale a été pratiquée avec suture de l'anneau crural, sans autoplastie, on voit que les résultats sont, en somme, satisfaisants : (21 cas avec 17 guérisons et 4 récidives, soit 19,04 p. 100).

4° La méthode du transplant osseux a donné à M. Thiriar de bons résultats immédiats. Mais il ajoute « que ses observa- « tions sont trop récentes pour permettre de juger du résultat « définitif ». Comme depuis cette époque aucun nouvel article ne nous a fait connaître ce résultat, nous imiterons sa réserve.

(1) FABRICIUS, *Cent. f. chirurg.*, 1894, t. XXI, p. 121.

(2) POULLET. *Congrès international de Rome*, 1894, et *Gaz. hebdomadaire des sc. méd. de Bordeaux*, 1894, t. XV, p. 172.

B. — Méthode inguinale

Astley Cooper (1) a proposé d'employer la voie inguinale pour débrider plus facilement dans les cas d'étranglement de hernie crurale. Annandale (2), une première fois par hasard, une seconde fois volontairement, a fait la cure radicale de hernies crurales par la voie inguinale. Mais c'est seulement en 1892 que Ruggi (3), à la suite d'expériences cadavériques et d'une série d'opérations sur le vivant, a appelé de nouveau l'attention sur cette méthode, et mon maître, M. Tuffier, qui a pratiqué dix fois la cure radicale par voie inguiuale, s'en est montré satisfait.

Ruggi a décrit longuement sa pratique opératoire dans la séance du 11 mars 1892, à la Société médico-chirurgicale de Bologne, et dans une monographie publiée en 1893. Partant de ce principe que « sur le cadavre comme sur le vivant il est très « facile de rapprocher l'arcade de Fallope du ligament de Cooper, « mais qu'il est impossible de porter l'arcade crurale en bas « au contact de l'aponévrose du pectiné », il propose et met à exécution l'incision du canal inguinal pour arriver à fermer facilement l'orifice interne de l'anneau crural. Il emploie deux procédés opératoires différents :

1° Le premier procédé (inguino-crural) consiste à inciser la peau sur l'arcade crurale si l'on a affaire à une petite hernie ; dans le cas de grosse hernie, l'incision sera courbe, à concavité supérieure.

La fosse de Scarpa ouverte, le sac est incisé, les viscères réduits ; le sac est disséqué, et en somme jusqu'à présent tout se passe comme dans une cure radicale par voie crurale.

(1) A. Cooper. *On hernia*. Trad. française de Chassaignac et Richelot, 1837, p. 316.

(2) Annandale. *Edinb. med. J.*, 1876, t. XXI, p. 1087 et 1877, t. XXII, p. 1190. *Brit. M. J.*, 1876, t. I, p. 561 et 1877, t. I, p. 815.

(3) Ruggi. *Del metodo inguinale nella cura radicale dell ernia crurale*. Bologna, 1893, et *Rif. med.*, 1892, t. I, p. 824.

A ce moment, après avoir fait rétracter les téguments en haut, Ruggi incise le canal inguinal à un demi-centimètre au-dessus de l'arcade de Fallope, puis les lèvres de l'incision écartées, le ligament rond chez la femme, le cordon spermatique chez l'homme réclinés en haut, il met à découvert le tissu cellulaire sous-péritonéal, au niveau de l'orifice supérieur du canal crural. Une pince est introduite par en haut dans l'anneau crural, saisit le sac et l'attire dans la région inguinale, transformant ainsi la hernie crurale en hernie inguinale directe. Le sac, lié le plus haut possible, est réséqué. Il ne reste plus qu'à unir l'arcade de Fallope au ligament de Cooper par trois sutures en plaçant d'abord le point le plus voisin de la veine iliaque. Puis on procède à la reconstitution du canal inguinal suivant la méthode de Bassini.

2° L'autre procédé (procédé inguinal) est plus simple et s'applique aux hernies facilement réductibles. Il consiste à inciser d'emblée le canal inguinal. Arrivé sur le collet de la hernie, ce collet est disséqué et la hernie est réduite en masse dans la région inguinale. La fin de l'opération ne diffère en rien du premier procédé.

Enfin, dans les cas où l'anneau est très large, Ruggi taille dans l'aponévrose de Cooper un lambeau à base inférieure qu'il dissèque, rabat et suture à l'arcade crurale.

Parlavecchio (1), pour éviter l'ouverture de l'anneau inguinal externe, a proposé d'inciser un peu en dehors du canal inguinal. D'après cet auteur, l'incision ainsi modifiée permet en même temps d'arriver plus facilement sur le collet du sac.

M. Tuffier m'a remis, sur le manuel opératoire qu'il a employé, la note suivante :

Voici le manuel opératoire que j'ai employé dans mes opérations : « Incision parallèle au canal inguinal, partant de son « orifice cutané pour se prolonger à quatre travers de doigt en « haut et en dehors. Ouverture de ce canal suivant le procédé « de Championnière. Je récline en haut le cordon ou le liga-

(1) Parlavecchio. *Rif. medica,* 1893, t. I, p. 496 et 507.

« ment rond, et j'incise facilement la paroi postérieure du « canal. Je tombe alors sur l'orifice supérieur du canal crural « perdu dans le tissu cellulaire sous-péritonéal; il suffit de « dissocier avec l'index ce tissu pour trouver, isoler la partie « supérieure du canal crural, et en faire facilement le tour. Lors- « que la hernie est petite, il suffit d'enfoncer le doigt entre « l'anneau naturel et le sac pour détacher le sac péritonéal, le « libérer complètement et le faisant sortir à travers l'anneau « crural, de l'amener intact (contenant et contenu) dans la plaie « inguinale ; on peut alors se rendre compte de sa forme. « On voit que la déformation comprend trois parties : le sac « crural, son anneau et un large infundibulum inguino-crural. « J'ouvre alors le péritoine bien isolé, je résèque l'épiploon « aussi haut que possible, j'en fais autant du sac que je résèque « bien au-dessus de l'anneau. Je pratique alors très facilement « la suture de l'arcade de Falloppe à l'aponévrose du pectiné, « au niveau de la partie supérieure de l'anneau crural, et je « n'ai qu'à suturer sans drainage les différentes plaies de mon « incision inguinale. »

Sur 42 opérations pratiquées par ce procédé, 12 seulement méritent d'être conservées; toutes les autres ont été suivies moins de six mois. Sur ces 12 observations dont 8 ont été pratiquées par M. Tuffier, une seule récidive est survenue (obs. 395). Chez les 7 autres opérés, que j'ai revus dans le courant du mois de juin 1895, la guérison était parfaite, sans la moindre pointe de hernie ni du côté du canal inguinal ni du côté du canal crural. Il est difficile de tirer des conclusions d'un aussi petit nombre de faits, d'autant plus que la malade qui a récidivé était atteinte d'une de ces hernies de faiblesse, pour lesquelles échouent tous les procédés de cure radicale. Mais si les résultats de cette méthode sont bons, ils ne semblent pas supérieurs jusqu'ici à ceux obtenus par la méthode crurale. On pratique évidemment la ligature du collet plus haut, mais la suture de l'anneau crural est-elle plus facile par ce procédé ? Est-on plus sûr de fermer l'orifice supérieur de l'anneau crural sans laisser d'infundibulum, que par la voie crurale ? Ce fait n'est pas démontré.

C. — Laparotomie

Lawson Tait pense que l'incision médiane de la laparotomie permet de faire facilement et simplement la cure radicale de toutes les hernies. L'incision faite, deux doigts sont introduits dans l'abdomen à la recherche de l'orifice herniaire, les viscères sont réduits, et ce temps de l'opération est, paraît-il, des plus simples ; puis à l'aide d'une aiguille courbe et de quelques points de suture intra-péritonéaux l'orifice interne de l'anneau herniaire est suturé.

Les résultats que Lawson Tait (1) a obtenus par ce procédé sont, nous dit-il, des plus satisfaisants. Widenham Maunsell (2), à cette même séance de la Bristish medical Association dans laquelle Lawson Tait fit cette communication, après avoir déclaré que depuis 1887 il pratique la cure radicale des hernies crurales étranglées par la laparotomie, décrit un procédé opératoire qui diffère peu de celui de Lawson Tait.

« Incision médiane partant du pubis et juste suffisante pour admettre deux doigts. L'orifice herniaire reconnu, par des tractions douces il réduit les viscères et ferme l'anneau crural au moyen d'une suture métallique ainsi pratiquée. Une longue et forte aiguille courbe est introduite à travers la peau de la région crurale, au-dessus de l'embouchure de la saphène à la partie supérieure de la cuisse, elle traverse l'aponévrose du pectiné et sort au niveau du ligament de Gimbernat à son attache à la crête pectinéale. Pendant le passage de l'aiguille la pointe de cette dernière est conduite sur l'index introduit dans le trajet herniaire par l'incision abdominale. L'aiguille est alors armée d'un fil d'argent et retirée. Par le même orifice cutané, l'aiguille

(1) Lawson Tait. *Brit. M. J.*, 1891, t. II, p. 685.
(2) Widenham-Maunsell. *Brit. M. J.*, 1891, t. II, p. 689.

est de nouveau introduite de façon à longer cette fois le bord interne de la veine fémorale et à ressortir en avant au-dessus de l'arcade de Fallope; l'autre extrémité du même fil est chargée sur l'aiguille et, l'aiguille retirée, l'anse de fil est alors serrée et les chefs coupés au ras. »

Ce procédé ne demande pas plus de trois à quatre minutes pour être exécuté, au dire de son auteur. J'ajouterai qu'il le recommande seulement pour les hernies étranglées !

Comme nous n'avons aucune statistique, aucune observation pour nous édifier sur la valeur de cette méthode dont le moindre défaut est d'être aveugle et qu'elle a été unanimement désapprouvée (1), je pense qu'il est inutile de s'attarder à la discuter longuement. Il est possible qu'au cours de laparotomies pratiquées dans un autre but, Lawson Tait ait en même temps pratiqué facilement la cure radicale de hernies réductibles par le procédé qu'il vient de décrire ; mais de là à faire de la laparotomie un procédé d'élection dans la cure radicale des hernies en général et de la hernie crurale en particulier, il y a loin. En admettant qu'il soit d'une exécution facile, surtout pour un chirurgien aussi habile que Lawson Tait, son plus grand inconvénient est de laisser en place le sac herniaire, et tout le monde est d'accord à l'heure actuelle, comme je l'ai dit plus haut, pour considérer cette méthode comme déplorable.

Quant à préconiser la laparotomie dans le traitement des hernies crurales étranglées, ce que nous savons de la septicité du contenu du sac de ces hernies, suffit à nous faire juger une méthode dans laquelle on réduit dans l'abdomen un intestin et un épiploon non désinfectés.

(1) Voy. la discussion in *Brit. M. J.*, 1891 t. II, p. 685 et BERGER. *Soc. de Chirurgie*, 1892, t. XVIII, p. 348.

III

Résultats éloignés.

Preuve anatomique de la cure radicale. — Je n'ai pu trouver de documents anatomiques probants, ni dans la littérature médicale, ni au cours des recherches que j'ai faites dans les hôpitaux. Les rares autopsies de cures radicales ont trait à des hernies inguinales (Championnière, Macewen). J'ai relevé dans ma statistique 11 opérés morts de neuf mois à sept ans après la cure radicale, mais dans aucun cas la dissection de la région herniaire opérée n'a été faite.

Les seules autopsies sont celles de Schede (1), après cinq mois ; Segond (2), après deux mois ; Poland (3), quinze jours ; Bungner (4), quarante-huit heures.

Dans le fait de Schede, l'opération avait consisté dans la ligature du collet et l'extirpation du sac sans suture de l'anneau. A l'autopsie, on trouva le canal fermé par un tissu dense, le péritoine formait une dépression, s'enfonçant dans l'anneau. Il n'est pas dit si la plaie a ou non suppuré, mais comme elle mit soixante-trois jours à guérir, il ne peut être question de réunion per primam.

Chez l'opérée de M. Segond, morte de pneumonie trois mois après l'opération, la réunion primitive avait été parfaite, la malade n'avait pas porté de bandage. « La cicatrice cutanée était li-« néaire ; le péritoine, parfaitement tendu au-devant de l'anneau

(1) SCHEDE. *Cent. f. Chirurg.*, 1877, n° 44, p. 687, obs. III.

(2) SEGOND. *Soc. de chirurgie*, 1887, p. 746, et *III*e *Congrès de chirurgie*, 1888, p. 169.

(3) POLAND. *The Practitionner*, 1887, t. XXXIX, p. 355.

(4) BUNGNER. *Deutsch. Zeitsch. f. Chirurg.*, 1893-94, t. XXXVIII, p. 549, obs. 74.

« herniaire, était dépourvu de toute dépression et c'est à peine si « quelques traces de péritonite circonscrite indiquaient l'ancien « emplacement du collet ligaturé. Quant au catgut dont j'avais « fait usage, il n'en restait plus trace. La dissection de la pièce « montra que peau, aponévrose, muscles, tissu cellulaire ne « présentent pas le moindre épaississement, la moindre indura- « tion, rien qui rappelle en un mot la colonne cicatricielle obtu- « ratrice dont parle J. L. Championnière. En d'autres termes, « la région crurale est redevenue ce qu'elle était avant la produc- « tion de la hernie, c'est-à-dire une région faible et prédis- « posée. »

L'observation de Poland, qui a trait à une malade morte de pleurésie sept jours après l'opération, permit de faire des constatations analogues.

Dans aucun de ces faits la suture de l'anneau crural n'avait été pratiquée. Nous n'avons pas lieu d'être étonné de l'absence de la colonne cicatricielle. Quant à la pièce examinée par Bungner et dont j'ai déjà parlé (p. 10), elle provient d'une opération trop récente (quarante-huit heures) pour que l'on puisse en déduire d'autres conclusions que la possibilité de l'oblitération de l'anneau crural par des sutures.

Résultats statistiques.

Pas plus que pour les hernies inguinales, le pronostic de la cure radicale des hernies crurales ne peut être envisagé en bloc. De même que dans les hernies inguinales, on trouve des hernies congénitales dues à la persistance du canal péritonéo-vaginal avec une paroi abdominale résistante, et des anneaux étroits d'une part; d'autre part, des hernies acquises, souvent directes, avec une paroi lâche sans soutien et des anneaux élargis. De même, il y a des hernies crurales à orifice étroit entouré de tissus résistants, et d'autres à orifice démesurément large, limité seulement pas des tissus affaiblis. C'est chez ces malades à tissus sans résistance que l'on voit, lorsqu'un trajet herniaire est oblitéré, se produire une autre hernie, en un point voisin ou éloigné.

Il est bien évident que le pronostic de ces deux variétés de hernies ne peut être comparé.

Si une cure radicale bien faite, avec une suture de l'anneau crural, doit amener la guérison des premières, il est certain qu'en revanche, quel que soit le soin qu'on y mette, on ne sera jamais sûr de garantir les autres d'une récidive.

Le perfectionnement opératoire permettra peut-être de diminuer encore le nombre des récidives, mais il restera toujours des hernies contre lesquelles le chirurgien est à peu près désarmé.

Pour apprécier la valeur de la cure radicale, il faudrait savoir exactement jusqu'à quelle époque les malades opérés sont exposés à la récidive. L'opinion des chirurgiens paraît différente sur ce point, car on voit qu'ils ont adopté des dates diverses (Kuster, 18 mois; Von Bergmann, 2 ans; Czerny, plus de 2 ans).

Cette étude présente de grandes difficultés; en effet, quand un chirurgien revoit un de ses anciens opérés, il se contente de dire que la hernie avait ou n'avait pas récidivé. En cas de récidive, il se borne à constater le fait sans indiquer le plus souvent à quelle époque la hernie s'est reproduite.

D'autre part, il arrive souvent, surtout pour les hernies crurales, que les récidives au début échappent aux malades eux-mêmes, qui ne peuvent fournir aucun renseignement sur l'époque de son apparition.

Pour explicable qu'elle est, cette lacune n'en est pas moins regrettable, car elle empêche de fixer d'une manière précise l'époque habituelle des récidives.

Des 81 récidives que j'ai relevées, j'en note 59 dans lesquelles le moment où elle est survenue est indiqué d'une façon précise. Sur ces 59 cas, 38 (64,4 p. 100), c'est-à-dire près des deux tiers, avaient récidivé dans les six mois qui suivirent l'opération.

C'est pourquoi j'ai pensé qu'en ne tenant compte que des opérés revus guéris après plus de six mois, il était possible d'apprécier d'une façon à peu près exacte la valeur de la cure radicale.

Parmi les 395 observations qui composent ma statistique, 202 ont trait à des opérations de cure radicale pour hernies non étranglées, 193 pour hernies étranglées.

Sur ces 395 faits je compte 81 récidives, soit 20,55 0/0.

Les 314 opérés restés guéris ont été revus :

De 6 mois à un an après l'opération	43
— 1 an à 2 ans — —	74
— 2 ans à 3 — — —	76
— 3 — 4 — — —	48
— 4 — 5 — — —	34
— 5 — 6 — — —	10
— 6 — 7 — — —	14
— 7 — 8 — — —	8
Plus de dix ans — — —	7
Total	314

Dans 168 observations, le volume de la hernie est noté d'une façon précise :

Grosses hernies	31
Hernies de moyen volume	82
Petites hernies	55

J'ai classé ces observations dans 5 tableaux :

Le tableau A contient les cas de cure radicale, *sans suture de l'anneau crural, restés guéris* (165 cas) [page 40].

Le tableau B, les opérations de cure radicale, *sans suture de l'anneau crural, suivies de récidive* (67 cas) [page 58].

Le tableau C, les cas de cure radicale, *avec suture de l'anneau crural, restés guéris* (138 cas) [page 66].

Le tableau C *bis*, les hernies opérées par la *voie inguinale, avec suture de l'anneau et restées guéries* (11 cas) [page 87].

Le tableau D, les opérations de cure radicale *avec suture de l'anneau*, (*méthode crurale ou méthode inguinale*), *suivies de récidive* (14 cas) [page 89].

J'ai expliqué (p. 27) pourquoi je n'avais pas fait rentrer dans ces tableaux les opérations de cure radicale pratiquées par la méthode autoplastique, les opérations n'ayant été que dans 2 cas (Salzer et Oidtman; Hackenbruch) (1) suivies plus de six mois.

Dans les 232 cures radicales pratiquées sans suture de l'anneau, il y eut 67 récidives, c'est-à-dire 28,8 0/0.

Dans les 163 cas où l'anneau crural a été suturé, le nombre des récidives n'est que de 14, c'est-à-dire 8,6 0/0.

Qu'il s'agisse de hernies volumineuses ou de petites hernies, les résultats sont toujours bien supérieurs lorsque la suture de l'anneau crural a été pratiquée.

		ANNEAU NON SUTURÉ		ANNEAU SUTURÉ	
		Guérisons.	Récidives.	Guérisons.	Récidives.
Grosses hernies...	31	4	6 = 60 0/0	17	4 = 19,04 0/0
Hernies de moyen volume..........	82	20	8	51	3
Petites hernies....	55	14	5	33	3

Ces résultats sont peut-être encore susceptibles d'amélioration, car dans les observotions sur lesquelles ma statistique est basée, il en est certainement un nombre assez considérable où la réunion par première intention n'a pas été obtenue. Or, il est bien connu aujourd'hui, que la solidité d'une cicatrice dépend de son mode de réunion. Seules les réunions par priman, donnent une cicatrice résistante.

Sur 96 cas de guérisons maintenues après suture de l'anneau et dans lesquelles le mode de cicatrisation de la plaie est indiqué, 7 seulement n'ont pas guéri par première intention ; tandis que sur 13 récidives opérées dans les mêmes conditions, 7 ont présenté des accidents de suppuration. Ces faits montrent bien l'importance du mode de réunion.

(1) OIDTMAN. Thèse d'Amsterdam, 1893, obs. I, p. 96, et HACKENBRUCK, *Beitrage zur Klein. Chirurg.*, 1894, t. XI, p. 779.

Restait à mettre en parallèle les résultats éloignés de la cure radicale dans les hernies inguinales et crurales.

Il m'a semblé que le meilleur moyen de comparer les résultats éloignés de la cure radicale de la hernie crurale à ceux de la hernie inguinale, était de mettre en regard les résultats obtenus par les mêmes chirurgiens dans l'une et l'autre de ces deux variétés de hernies.

	CRURALES		INGUINALES	
	Nombre d'opérations	Récidives	Nombre d'opérations	Récidives
Bassini.........	50	0	148	7=4,96 %
Kuster.........	28	0	38	6=15,78
Macewen.........	13	0	—	0
Schede.........	22	4=18 %	36	11=30,5 %
Billroth.........	6	3=50 %	26	8=30,7 %
Krönlein.........	17	6=35,2 %	7	3=42,8 %
Riedel.........	28	4=14,2 %	47	11=23,4 %
Socin.........	30	10=33 %	101	41=39,4 %
Kocher.........	9	3=33 %	79	15=19 %
	6	2=33 %	73	3=13,4 %

On remarquera à la lecture de ce tableau que dans deux statistiques, celle de Billroth et celle de Kocher, les résultats de la cure radicale de la hernie crurale sont beaucoup moins bons que ceux de la hernie inguinale. Toutes les autres statistiques au contraire donnent des résultats en faveur de la hernie crurale.

Cette divergence s'explique aisément par ce fait que ces deux statistiques ne renferment que quelques cas (Billroth 6 et Kocher 15) de hernie crurale la plupart de leurs opérés n'ayant pas été revus. (Haidenthaller, qui a publié la statistique de Billroth, insiste sur ce fait qu'à Vienne il est extrêmement difficile de retrouver les malades). Il est permis de supposer que ce soit justement ceux qui présentaient des récidives qui sont venus de nouveau retrouver le chirurgien, tandis que les autres restés guéris ont été perdus de vue.

CONCLUSIONS

I. — Les deux tiers des récidives dans les hernies crurales opérées de cure radicale surviennent dans les six mois qui suivent l'opération. En ne tenant compte que des opérés revus plus de six mois, on peut apprécier non pas d'une façon absolue, mais avec une approximation suffisante, la valeur de la cure radicale de la hernie crurale.

II. — La cure radicale des hernies crurales donne des résultats éloignés supérieurs à ceux de la hernie inguinale, surtout si l'opération est pratiquée avec suture de l'anneau crural.

En effet, les récidives surviennent dans 28,87 p. 100 des cas si l'anneau n'a pas été suturé, et dans 8,64 p. 100 des cas seulement si l'on fait la suture de l'anneau crural.

III. — La suture de l'anneau crural est donc la condition la plus importante de l'opération de la cure radicale de la hernie crurale.

Les procédés d'autoplastie restent jusqu'à présent des procédés d'exception.

IV. — Quant au moyen d'arriver à l'anneau crural, il n'a qu'une importance secondaire. A ce point de vue toutefois la voie crurale mérite la préférence sur les voie singuinale et abdominale, comme étant à la fois plus directe, plus simple et plus bénigne.

TABLEAU A. — **Ligature du collet. Extirpation du sac sans suture de l'anneau.** (GUÉRISONS, 156.)

Nos	INDICATION BIBLIOGRAPHIQUE	SEXE AGE	DÉBUT	DIAGNOSTIC	OPÉRATION	DATE DE L'OPÉRATION	MODE DE CICATRISATION	GUÉRISON CONSTATÉE APRÈS	OBSERVATIONS
1	LUCAS CHAMPIONNIÈRE, p. 22.	F.		Crurale *étranglée.*	Ligature du collet. Extirpation du sac.	1874		3 ans	Jamais de bandage.
2	NUSSBAUM in LEISRINK. Tab. D., obs. 2.	F. 36		Crurale gauche *étranglée.*	Résection du sac. Suture du collet.	23 octobre 1877		3 ans 8 mois (juin 1881)	
3	BAUM in LEISRINK. Tab. D., obs. 35.	F. 31		Crurale droite *étranglée,*	Ligature du collet. Extirpation du sac.	17 nov. 1877		3 ans 10 mois (août 1881)	
4	KUSTER in TILANUS.	F. 69		Crurale *étranglée.*	Sac refoulé dans l'abdomen.	1877		1 an	
5	SOCIN in ANDEREGG, obs. 100.	F. 48		Crurale droite *étranglée* du volume d'une noix.	Ligature du collet. Extirpation du sac.	18 janv. 1878	R. p. secundam	7 ans 1/2 (16 juil. 1885)	Pas de bandage.
6	BURCKHARDT in LEISRINK. Tab. D., obs. 56.	H 68		Crurale droite *étranglée.*	Ligature du collet. Extirpation du sac.	10 fév. 1878	R. p. primam	1 an	
7	FISCHER in LAURENTOWSKI.	F. 73		Crurale gauche *étranglée.*	Ligature du collet. Extirpation du sac.	15 avril 1878	P. primam	1 an	Bandage.
8	FISCHER id.	F. 47		Crurale droite *étranglée.*	Ligature du collet. Extirpation du sac.	1er mai 1878	P. primam	1 an	Bandage.
9	CZERNY in BRAUN	F. 43		Crurale droite *étranglée.*	Ligature du collet. Extirp. du sac.	7 mai 1878	P. secundam	1 an 5 mois	
10	SOCIN in ANDEREGG, obs. [illegible]	F. 44	3 ans 1/2	Crurale droite *étranglée* du vo[illegible]	Ligature du collet. Extirpation du sac.	6 juin 1878	P. primam	7 ans 6 mois (août 1885)	Pas de bandage.
11	NUSSBAUM in LEISRINK. Tab. D., obs. 4.	F. 42		Crurale gauche *étranglée.*	Extirpation du sac. Suture du collet.	6 juin 1878		3 ans (juin 1881)	
12	NUSSBAUM in LEISRINK. T. C., obs. 3.	F. 65		Crurale droite adhérente.	Extirpation du sac. Suture du collet.	7 juillet 1878		2 ans 11 mois, (juin 1881)	
13	NUSSBAUM in LEISRINK. T. D., obs. 5.	F. 43		Crurale gauche adhérente *étranglée.*	Extirpation du sac. Suture du collet.	10 octobre 1878		2 ans 9 mois (juin 1881)	
14	BURCKHARDT in LEISRINK. T. D., obs. 57.	F. 71		Crurale droite du volume d'un œuf de poule *étranglée.*	Extirpation du sac. Ligature du collet.	23 octobre 1878		1 an	
15	NUSSBAUM in LEISRINK. T. D., obs. 7.	F. 70		Crurale droite *étranglée.*	Extirpation du sac. Suture du collet.	4 avril 1879		2 ans 3 mois (juin 1881)	
16	SOCIN in ANDEREGG, obs. 105.	F. 70		Crurale droite *étranglée.*	Ligature du collet. Extirpation du sac.	6 avril 1879		6 ans 4 mois, (5 juillet 1885)	Pas de bandage.
17	NUSSBAUM in LEISRINK, T. D., obs. 8.	F. 43		Crurale droite adhérente.	Extirpation du sac. Suture du collet.	22 mai 1879		2 ans (juin 1881)	
18	ESMARCK in BECKER.	F. 40		Crurale droite *étranglée.*	Suture du collet du sac.	19 juillet 1879		16 mois	
19	NUSSBAUM in LEISRINK. T. D., obs. 9.	F. 54		Crurale droite adhérente *étranglée.*	Suture du collet.	4 nov. 1879		19 mois (juin 1881)	
20	ESMARCK in BECKER.	F. 38		Crurale droite *étranglée.*	Suture du collet du sac.	23 déc. 1879		10 mois	
21	NUSSBAUM in LEISRINK. T. D., obs. 11.	F. 60		Crurale droite adhérente *étranglée.*	Extirpation du sac. Suture du collet.	3 janvier 1880		18 mois (juin 1881)	

Nos	INDICATION BIBLIOGRAPHIQUE	SEXE AGE	DÉBUT	DIAGNOSTIC	OPÉRATION	DATE DE L'OPÉRATION	MODE DE CICATRISATION	GUÉRISON CONSTATÉE APRÈS	OBSERVATIONS
22	SOCIN in CUÉNOD.	F. 59		Crurale gauche du volume d'un œuf de poule.	Extirpation du sac.	30 mars 1880		15 mois (anneau admet le doigt)	Bandage 13 mois.
23	NUSSBAUM in LEISRINK, obs. 12, tab. D.	H. 61		Crurale gauche adhérente *étranglée*.	Extirpation du sac. Suture du collet.	6 mars 1880		1 an 3 mois (juin 1881)	
24	MAC CORMAC.	F. 40	6 ans	Crurale *étranglée*.	Extirpation du sac. Suture du collet.	11 juin 1880		4 ans.	Pas de bandage.
25	MAC CORMAC.	F. 46	4 ans	Crurale droite *étranglée*.	Invagination du sac. Suture du collet.	4 octobre 1880		3 ans 1/2	Bandage.
26	BAUM in LEISRINK. Tab. D., obs. 41.	F. 75		Crurale droite *étranglée*.	Ligature du collet. Extirpation du sac.	19 nov. 1880		9 mois (août 1881)	
27	BANKS. T. 3, observ. 28.	F. 62	Récente	Crurale *étranglée*, depuis 4 jours.	Ligature du collet. Extirpation du sac.	novembre 1880		2 ans	
28	RUHSTON PARKER.	F. 45		Épiplocèle.	Ligature du collet très haut. Extirpation du sac.	4 janv. 1881		12 ans	
29	NUSSBAUM in LEISRINK. Tab. C., obs. 5.	F. 50		Crurale droite réductible, difficile à maintenir.	Suture du collet. Drainage.	7 février 1881		6 mois (juin 1881)	
30	SWENSON et ERDMANN, obs. 2.	H. 40	2 ans	Crurale du volume d'un œuf de poule.	Ligature du collet. Extirpation du sac.	20 février 1881		6 mois	
31	DUBOIS, obs. 1.	F. 46		Crurale gauche réductible *étranglée* depuis 12 jours.	Extirpation d'un sac épais en dedans et en haut, ligature du collet du sac et de l'épiploon. Le moignon ainsi formé destiné à obturer l'anneau crural.	4 mars 1881		4 ans 6 mois, (9 août 1885)	Bandage 10 mois.
32	BŒCKEL.	F. 55	10 ans	Crurale *étranglée*.	Résection du sac. Suture du collet très haut.	6 mars 1881	P. primam	7 ans	
33	SOCIN in ANDEREGG, obs. 100.	F. 36		Crurale droite *étranglée* depuis 12 heures.	Ligature du collet à la soie. Extirpation du sac et d'un lipome préherniaire.	20 mars 1880	P. primam	7 janvier 1885, 3 ans 6 mois	Pas de bandage.
34	KRONLEIN in MUNZINGER, observ. 22.	F. 44		Crurale droite *étranglée*.	Ligature du collet. Extirpation du sac.	23 juin 1881		2 ans 9 mois, aucune impulsion.	Bandage.
35	PITTS.	F. 55	4 ans	Crurale droite *étranglée*. Crurale gauche depuis 12 ans.	Extirpation du sac après débridement, pas de ligature du collet. Drain à l'anneau.	5 juillet 1881		2 ans 1/2	
36	KOCHER in MAYOR, obs. 48.	F. 45		Épiplocèle irréductible douloureuse du volume d'un œuf d'oie.	Ligature du collet. Extirpation du sac.	juillet 1881		4 ans, (morte en 1885)	
37	KRONLEIN in MUNZINGER, observ. 23.	F. 44		Crurale réductible.	Ligature du collet. Extirpation du sac.	2 août 1881		Anneau fermé. Aucune impulsion à la toux. 2 ans 1/2	Bandage 2 ans.

Nos	INDICATION BIBLIOGRAPHIQUE	SEXE AGE	DÉBUT	DIAGNOSTIC	OPÉRATION	DATE DE L'OPÉRATION	MODE DE CICATRISATION	GUÉRISON CONSTATÉE APRÈS	OBSERVATIONS
38	BANKS. Tab. 1, obs. 78.	F. 32		Crurale irréductible et incoercible.	Ligature du collet. Extirpation du sac.	mars 1881		10 ans	
39	BANKS. Tab. 1, obs. 79	F. 55	7 ans	Crurale irréductible et incoercible du volume d'un œuf de poule.	Ligature du collet. Extirpation du sac.	avril 1881		7 ans	
40	BANKS. Tab. 5, obs. 30.	H. 56	5 ans	Crurale *étranglée* depuis 32 heures, irréductible d'ordinaire.	Ligature du collet. Extirpation du sac.	août 1881		7 ans	
41	KOCHER in MAYOR obs. 12, p. 40.	H. 35		Énorme hernie du volume d'une tête d'enfant, réductible.	Ligature du collet. Extirpation du sac.	7 février 1882		Mort 7 ans après sans récidive (15 fév. 1889)	
42	BANKS. Tab. 1, obs. 81.	H. 37		Crurale.	Ligature du collet. Extirpation du sac.	mai 1882		4 ans	
43	BANKS. Tab. 1, obs. 82.	F. 47		Crurale du volume d'un œuf de dinde.	Ligature du collet. Extirpation du sac.	juin 1882		11 ans	
44	SOCIN in ANDEREGG, obs. 111.	F. 77		Crurale moyenne grosseur gauche *étranglée* depuis 2 jours. Crurale à droite libre.	Ligature du collet. Extirpation du sac.	29 juin 1882	P. primam	20 mois	
45	KRONLEIN in MUNZINGER, observ. 31.	F. 38		Crurale *étranglée.*	Ligature du collet. Extirpation du sac.	22 août 1882		1 an. Morte de cancer de la moelle.	
46	KRONLEIN in MUNZINGER, observ. 32.	F. 52		Crurale droite, *étranglée.*	Ligature du collet. Extirpation du sac.	5 sept. 1882		1 an 1/2	Bandage.
47	SWENSON et ERDMANN, Obs. 4.	F. 26		Crurale.	Ligature du collet. Extirpation du sac.	1er nov. 1882		2 ans 1 mois	Bandage.
48	KRONLEIN in MUNZINGER, observ. 34.	F. 65		Crurale gauche *étranglée.*	Ligature du collet Extirpation du sac.	5 nov. 1882		16 mois	Bandage mal supporté.
49	CZERNY in R. WOLF. Tab. B., obs. 1.	F. 53		Crurale droite *étranglée.*	Ligature du collet. Extirpation du sac.	6 nov. 1882		2 ans	Bandage.
50	BANKS. Tab. 3, obs. 33.	F. 62	3 ans	Crurale *étranglée,* depuis 60 heures.	Ligature du collet. Extirpation du sac.	novembre 1882		3 ans, a quitté l'Angleterre 3 ans après l'opéraotin.	
51	CZERNY in R. WOLF. Tab. B., obs. 2.	F. 29		Crurale gauche *étranglée.*	Ligature du collet. Extirpation du sac.	24 déc. 1882	P. secundam	de 2 ans	
52	W. I. WHEERLE.	F. 18		Crurale gauche *étranglée.*	Ligature du collet. Extirpation du sac.	1882		18 mois	
53	MULLER.	F. 36	7 ans	Crurale étranglée depuis 48 heures.	Extirpation du sac. Suture du collet.	1882		6 mois. La malade opérée étant enceinte, a vu sa grossesse continuer son évolution sans incident.	
54	SOCIN in ANDEREGG, obs. 111.	F. 77		Crurale droite *étranglée* depuis 2 jours, du volume d'un œuf.	Ligature du collet. Extirpation du sac.	26 février 1883	P. primam	1 an. Morte en mars 1884 sans aucune tendance à la récidive.	Pas de bandage.
55	SWENSON et ERDMANN, obs. 5.	F. 44	4 ans	Crurale du volume d'un œuf de poul	Ligature du collet. Extirpation du sac.	19 février 1883		1 an 8 mois	Bandage.

Nos	INDICATION BIBLIOGRAPHIQUE	SEXE AGE	DÉBUT	DIAGNOSTIC	OPÉRATION	DATE DE L'OPÉRATION	MODE DE CICATRISATION	GUÉRISON CONSTATÉE APRÈS	OBSERVATIONS
56	KRONLEIN in MUNZINGER, *loc. cit.*, obs. 35.	F. 66		Crurale *étranglée*.	Ligature du collet. Extirpation du sac.	16 mars 1883		1 an. Cardiaque avec bronchite et emphysème.	Band. quelque temps
57	KRONLEIN in MUNZINGER, observ. 37.	F. 50		Épiplocèle irréductible.	Ligature du collet et de l'épiploon adhérent de façon à former tampon. Extirpation du sac.	10 avril 1883		1 an. Pas de récidive, mais l'anneau admet un doigt.	Bandage.
58	SWENSON et ERDMANN, obs. 7. V. obs. 199 Tab. B.	F. 44	10 ans	Crurale	Ligature du collet. Extirpation du sac.	19 avril 1883		1 an 1/2	Bandage.
59	RIEDEL in WETTE obs. 37.	H. 41		Épiplocèle droite *étranglée* depuis 4 jours.	Ligature du collet. Extirpation du sac.	21 avril 1883		6 ans (1889)	Bandage.
60	RIEDEL in WETTE obs. 38.			Droite *étranglée*.	Ligature du collet. Extirpation du sac.	6 mai 1883		6 ans (1889)	
61	MAC CORMAC.	F. 34	pl. années	Crurale du volume d'une petite noix.	Ligature du collet. Extirpation du sac.	11 mai 1883		15 mois	Band. porté jusqu'en déc. 1887.
62	RIEDEL in WETTE obs. 39.	F. 45		Entérocèle gauche *étranglée* depuis 24 heures.	Double ligature du collet. Extirpation du sac.	6 juillet 1883		6 ans (1889)	Band. porté 5 semaines.
63	DUBOIS, obs. 5.	F. 46		Crurale gauche *étranglée* depuis 24 heures.	Collet du sac et épiploon, liés ensemble et formant tampon fixés au ligament de Gumbernat.	11 juillet 1883		2 ans 6 mois (août 1885)	N'a jamais porté bandage.
64	SWENSON et ERDMANN, obs. 9.	F. 61	5 ans	Crurale non *étranglée*.	Ligature du collet. Extirpation du sac.	5 août 1883		1 an 4 mois	
65	KRONLEIN in MUNZINGER, observ. 41.	F. 66		Crurale droite *étranglée*.	Ligature du collet. Extirpation du sac.	14 août 1883		8 mois (cardiaque avec emphysème et œdème des pieds).	Bandage.
66	DUBOIS, obs. 6.	F. 40	4 ans	Crurale *étranglée* depuis plusieurs jours.	Collet et épiploon liés ensemble, formant tampon et fixés au ligament de Gimbernat.	24 sept. 1883		2 ans 3 mois (août 1885)	
67	SOCIN in ANDEREGG, obs. 119.	F. 82	4 ans	Entérocèle du volume d'un œuf d'oie *étranglée* depuis 2 jours.	Ligature du collet. Extirpation du sac et d'un lipome préherniaire.	6 octobre 1883	P. secundam	21 mois (5 juillet 1885)	Bandage six mois.
68	SOCIN in ANDEREGG, obs. 190.	F. 41	7 mois	Crurale gauche *étranglée* depuis plusieurs jours, volume d'un œuf de poule.	Ligature du collet. Extirpation d'un sac très épais.	10 octobre 1883	P. primam incomplètem.	20 mois (24 juin 1885)	Pas de bandage (travail peu fatigant).
69	RIEDEL in WETTE obs. 43.	F. 38		Épiplocèle crurale gauche *étranglée* depuis 10 heures.	Double ligature du collet. Extirpation du sac.	28 nov. 1883		6 ans (1889, a eu deux grossesses depuis l'opératin)	Bandage d'abord intermittent, défiuitif dep. la dernière grossesse.
70	RIEDEL in WETTE obs. 2.	F. 62		Crurale irréductible.	Double ligature du collet. Extirpation du sac.	16 déc. 1883		3 ans. Morte sans récidive	Bandage.
71	WALSHAM.	F. 96	7 ans	Crurale irréductible du volume d'un œuf de poule *étranglée* depuis 24 heures.	Sac extirpé, collet lié sans ouverture du sac, et refoulé très haut derrière l'anneau.	31 déc. 1883		8 mois (30 août 1884)	Pas de bandage.

Nos	INDICATION BIBLIOGRAPHIQUE	SEXE AGE	DÉBUT	DIAGNOSTIC	OPÉRATION	DATE DE L'OPÉRATION	MODE DE CICATRISATION	GUÉRISON CONSTATÉE APRÈS	OBSERVATIONS
72	GOLDING BIRD.	F. 47		Crurale en bissac descendant jusque dans la grande lèvre.	Ligature du collet. Extirpation du sac.	décembre 1883		6 mois	
73	BANKS. Tab. 3, obs. 35.	F. 60		Crurale *étranglée*.	Ligature du collet. Extirpation du sac.	1883		moins de 3 ans	
74	CZERNY in R. WOLF. Tab. B., obs. 5.	F. 52		Crurale gauche *étranglée*.	Double ligature du collet, mais le sac est enlevé incomplètement (drainage).	9 janv. 1884	P. primam	plus de 2 ans	Pas de bandage.
75	CZERNY in R. WOLF. Tab. B., obs. 6.	F. 35		Crurale droite *étranglée*.	Ligature du collet. Extirpation du sac.	19 janvier 1884		plus de 2 ans	Pas de bandage.
76	SOCIN in ANDEREGG, obs. 122.	F. 32	récente	Crurale droite du volume d'une noix, *étranglée* depuis 3 jours. Crurale gauche du volume d'une noisette, libre.	Ligature du collet. Extirpation du sac.	28 janv. 1884	P. primam	18 mois (17 juillet 1885), la hernie gauche n'a pas augmenté de volume.	Bandage (travaille à la machine à coudre).
77	WALSHAM.	F. 45		Crurale droite *étranglée* depuis 48 heures.	Ligature du collet. Extirpation du sac.	7 février 1884	Fistule stercorale temporaire	6 mois (17 avril 1884).	Pas de bandage.
78	SOCIN in ANDEREGG, obs. 123.	F. 75	2 ans	Crurale droite *étranglée* depuis 2 jours. Volume d'un œuf de poule.	Ligature du collet. Extirpation du sac.	18 février 1884	P. primam sauf petite fistule	16 mois (21 juin 1885).	Jamais de bandage, ne travaille pas, mais sujette à des bronchites.
79	SOCIN in ANDEREGG, obs. 123 a.	Même malade		Crurale gauche irréductible et douloureuse du volume d'un œuf de poule.	Ligature du collet. Extirpation du sac. Sac déshabité.	18 février 1884		16 mois (21 juin 1885.)	Jamais de bandage, ne travaille pas, mais sujette à des bronchites.
80	WALSHAM.	F. 58	6 mois	Crurale droite *étranglée*.	Dissection du sac très adhérent à la veine fémorale. Collet et pédicule de l'épiploon liés et laissés dans le canal crural pour former tampon. Sutures profondes et superficielles.	21 février 1884		6 mois, 30 août 1885	
81	SONNENBURG in OTTO SONNENBURG. Dissertation, Berlin 1890, p. 17, obs. 1.	H.		Épiplocèle crurale irréductible du volume d'une pomme.	Même mode d'opération.	février 1884	Fistule persistante plusieurs mois.	4 ans, (7 janv. 1888), petite grosseur au niveau de la région opérée.	Pas de bandage.
82	BANKS. Tab. 3. obs. 38.	F. 25		Crurale *étranglée* depuis 5 jours.	Ligature du collet. Extirpation du sac.	mars 1884		6 ans	
83	RIEDEL in WETTE Tab. 1, obs. 4.	F. 40		Crurale.	Ligature du collet. Extirpation du sac. Sac déshabité.	7 avril 1884	P. secundam	4 ans	Bandage.
84	SOCIN in ANDEREGG, obs. 124.	F. 55		Épiplocèle crurale droite du volume d'une noix *étranglée* depuis 5 jours.	Ligature du collet. Extirpation du sac.	9 avril 1884		14 mois, (21 juin 1885)	Bandage 5 à 6 semaines, travail peu pénible.
85	RIEDEL in WETTE obs. 47.	F. 61		Épiplocèle crurale droite *étranglée* depuis 4 jours.	Ligature du collet. Extirpation du sac.	13 avril 1884		5 ans, (1889).	Bandage.
86	SWENSON et ERDMANN, obs. 18. Tab. 2.	F. 34	1 an	Crurale.	Ligature du collet. Extirpation du sac.	5 avril 1864		6 mois	

N°s	INDICATION BIBLIOGRAPHIQUE	SEXE AGE	DÉBUT	DIAGNOSTIC	OPÉRATION	DATE DE L'OPÉRATION	MODE DE CICATRISATION	GUÉRISON CONSTATÉE APRÈS	OBSERVATIONS
87	Czerny in R. Wolf. Tab. B., obs. 8.	F. 35		Crurale droite *étranglée.*	Ligature du collet au catgut. Extirpation complète du sac.	7 juin 1884		Plus de 2 ans.	Bandage.
88	Socin in Anderegg, obs. 125.	F. 65		Entérocèle du volume d'une noix, *étranglée* depuis 5 jours.	Ligature du collet. Extirpation du sac.	1er juillet 1884	P. primam	1 an, (15 juin 1885).	Pas de bandage, travail peu pénible.
89	Banks. Tab. 1, obs. 84.	H. 54		Crurale du volume d'un petit poing.	Ligature du collet. Extirpation du sac.	juillet 1884		3 ans	
90	Banks. Tab. 1, obs. 85.	F. 45		Petite crurale.	Ligature du collet. Extirpation du sac.	août 1884		4 ans	
91	Banks. Tab. 3, obs. 86.	H. 65		Crurale.	Ligature du collet. Extirpation du sac.	octobre 1884		9 ans	
92	Banks. Tab. 3, obs. 40.	H. 46		Crurale *étranglée* depuis 4 jours.	Ligature du collet. Extirpation du sac.	octobre 1884		4 ans	
93	Czerny in R. Wolf. Tab. B., obs. 10.	F. 69		Crurale droite *étranglée.*	Ligature du collet. Extirpation d'un sac sphacélé.	1er nov. 1884		Plus de 2 ans.	Bandage.
94	Riedel in Wette Tab. 1, obs. 4.	F. 42		Crurale.	Ligature du collet. Extirpation du sac.	7 nov. 1884	P. primam	1 an. Morte au bout d'un an sans récidive	Bandage.
95	Riedel in Wette Tab. 1, obs. 9.	F. 73		Petite crurale douloureuse.	Ligature du collet. Extirpation du sac.	8 déc. 1884	P. primam	4 ans. Ressent quelques douleurs.	Bandage.
96	Bull. Tab. 1, obs. 9.	F. 48	3 ans	Petite épiplocèle.	Ligature du collet. Extirpation du sac.	9 déc. 1884		18 mois	
97	Socin in Anderegg, *loc. cit.*, obs. 127.	F. 4	8 ans	Entérocèle du v- lume d'un œuf de poule *étranglée* depuis 2 jours.	igature du colle Extirpation du sac.	10 déc. 1884	P. primam	7 mois, (12 juillet 1885).	as de bandage, travail peu pénible.
98	Mayo Robson, obs. 7.	F. 72	Pl. années	Petite crurale g. *étranglée* depuis 24 heures.	Ligature du collet. Extirpation du sac.	31 déc. 1884		2 ans 2 mois	
99	Czerny in R. Wolf. Tab. B., obs. 11.	F. 46		Crurale droite *étranglée.*	Ligature du collet. Extirpation du sac.	24 janvier 1884		Plusieurs années. Morte sans récidive	
100	Riedel in Wette obs. 56.	F. 66		Crurale droite *étranglée.*	Ligature du collet. Extirpation du sac.	6 mars 1884		4 ans, 1889	Pas de bandage.
101	Riedel in Wette obs. 52.	F. 54		Épiplocèle droite *étranglée* depuis 6 jours.	Ligature du collet. Extirpation du sac.	5 mars 1885		4 ans, 1889	Bandage.
102	Banks. Tab. 1, obs. 90.	F. 41		Crurale.	Ligature du collet. Extirpation du sac.	mai 1885		3 ans 1/2	
103	Bull. Tab. 1, observ. 16.	F. 43	5 ans	Crurale irréductible.	Ligature du collet. Extirpation du sac.	29 juin 1885		13 mois	Band. 9 mois.
104	Banks. Tab. 3, obs. 41.	F. 64		Crurale *étranglée* depuis 48 heures.	Ligature du collet. Extirpation du sac.	juin 1885		Plus de 3 ans, 1888.	
105	Riedel in Wette obs. 55.	F. 47		Entéro-épiplocèle droite *étranglée* depuis 18 heures.	Ligature du collet. Extirpation du sac.	3 juillet 1885		4 ans, 1889	Bandage.
106	Kocher in Leuw obs. 100.	F. 55		Crurale droite irréductible du volume d'un œuf de pigeon.	Ligature du collet. Extirpation du sac. (C'était un kyste sacculaire.)	24 juillet 1885	P. primam	6 ans, 3 mars 1892.	
107	Bull. Tab. 1, obs. 22.	F. 29	2 mois	Petite crurale.	Ligature du collet. Extirpation du sac.	18 sept. 1885	P. primam	4 ans 3 mois	Pas de bandage.
108	Banks. Tab. 1, obs. 93.	F. 40		Crurale.	Ligature du collet. Extirpation du sac.	novembre 1885		3 ans	

Nos	INDICATION BIBLIOGRAPHIQUE	SEXE AGE	DÉBUT	DIAGNOSTIC	OPÉRATION	DATE DE L'OPÉRATION	MODE DE CICATRISATION	GUÉRISON CONSTATÉE APRÈS	OBSERVATIONS
109	Riedel in Wette obs. 12.	F. 36	récente	Crurale droite.	Ligature du collet. Extirpation du sac.	8 déc. 1885	P. primam	3 ans 1888.	Band. 8 sem.
110	Riedel in Wette obs. 61.	F. 47		Crurale droite.	Ligature du collet. Extirpation du sac.	14 déc. 1885		4 ans 1889.	Bandage.
111	Karstrom.	F. 66	4 ans	Entéro-épiplocèle.	Ligature du collet. Extirpation du sac.	20 janv. 1886		3 ans. Morte de pneumonie sans récidive	
112	Banks. Tab. 3, obs. 43.	F. 51		Crurale.	Ligature du collet. Extirpation du sac.	janvier 1886		Moins de 3 ans, 1888.	
113	Riedel in Wette obs. 66.	F. 58		Crurale *étranglée* depuis 48 heures.	Ligature du collet. Extirpation du sac.	17 fév. 1886		3 ans, 1889	Bandage.
114	Riedel in Wette obs. 14.	F. 18		Crural Gauche irréductible.	Moignon de l'épiploon et collet du sac liés ensemble et formant tampon dans l'anneau crural.	12 mai 1886		2 ans. Pas de récidive, mais l'anneau admet 1 doigt.	Bandage.
115	Banks. Tab. 3, obs. 44.	F. 43		Crurale *étranglée* depuis 2 jours.	Ligature du collet. Extirpation du sac.	juillet 1886		9 mois. Morte en avril 1887 sans récidive	
116	Riedel in Wette obs. 104.	F. 41		Entéro-épiplocèle *étranglée* depuis 8 jours.	Ligature du collet. Extirpation du sac.	30 octobre 1886		3 ans, 1889	Pas de bandage.
117	Riedel in Wette obs. 80.	F. 43		Entéro-épiplocèle gauche *étranglée* depuis 28 heures.	Ligature du collet. Extirpation du sac.	8 nov. 1886		3 ans, 1889	Bandage un an.
118	Czerny in R. Wolf. Tab. B.,	F. 61		Crurale gauche *étranglée*.	Lig. du collet. Extirp. du sac et d'un lipome	18 nov. 1886	P primam.	Plus de 2 ans	Pas de bandage.
[illegible]	[illegible] obs. 94.	[illegible]		[illegible]rura[illegible] [illegible] un [illegible] œuf de pigeon.	[illegible]co[illegible] et. Extirpation du sac.	[illegible]ovembre 1886		[illegible]lus de 5 ans	
120	Riedel in Wette obs. 81.	F. 71		Entérocèle gauche *étranglée* depuis 4 jours.	Ligature du collet. Extirpation du sac.	14 déc. 1886	P. secundam	3 ans, 1889	Bandage intermittent.
121	Schede in Wolter. T. 4, obs. 131. T. 5, obs. 165.	F. 54		Crurale *étranglée* du volume d'une petite pomme.	Ligature du collet sans extirpation du sac. Drainage.	1886 ?	P. secundam	22 mois	Bandage.
122	Schede in Wolter. Tab. 4, obs. 133. Tab. 5, obs. 170.	F. 44		Crurale *étranglée*.	Ligature du collet sans extirpation du sac. Drainage.	1886 ?		25 mois 1/2. Légère impulsion à la toux.	Pas de bandage.
123	Schede in Wolter. Tab. 5, obs. 95. Tab. 4, obs. 177.	F. 47	6 ans	Crurale réductible du volume d'un œuf de pigeon.	Ligature du collet sans extirpation du sac Drainage.	1886 ?		2 ans 1/2. Pas d'impulsion, anneau imperméable.	Bandage.
124	Schede in Wolter. Tab. 5, obs. 187.	F. 42		Crurale droite.	Ligature du collet sans extirpation du sac. Drainage.	1886 ?		1 an 9 mois, Pas d'impulsion, anneau imperméable	Bandage.
125	Schede in Wolter. Tab. 5, obs. 188.	F. 52		Crurale droite.	Ligature du collet. Extirpation du sac. Drainage.	1886 ?		1 an 9 mois. Pas d'impulsion, anneau imperméable	
126	Schede in Wolter. Tab. 5, obs. 190.	F. 57		Crurale droite.	Ligature du collet. Extirpation du sac. Drainage.	1886 ?		2 ans 3 mois. Légère impulsion. Anneau perméable.	Bandage 2 ans.
127	Schede in Wolter. Tab. 5, obs. 194.	F. 63		Crurale droite.	Ligature du collet. Extirpation du sac. Drainage.	1886 ?		2 ans 3 mois	Pas de bandage.
128	Schede in Wolter. Tab. 5, obs. 201.	F. 38		Crurale.	Ligature du collet. Extirpation du sac. Drainage.	1886 ?		2 ans 1/4. Légère impulsion. Anneau admet le doigt.	Band. 2 mois.

Nos	INDICATION BIBLIOGRAPHIQUE	SEXE AGE	DÉBUT	DIAGNOSTIC	OPÉRATION	DATE DE L'OPÉRATION	MODE DE CICATRISATION	GUÉRISON CONSTATÉE APRÈS	OBSERVATIONS
129	RIEDEL in WETTE obs. 85.	F. 34		Droite *étranglée* depuis 4 heures.	Ligature du collet. Extirpation du sac.	10 janv. 1887		2 ans	Pas de bandage.
130	SYDNEY JONES Tab. 2, obs. 718.	F. 56	3 ans	Entéro-épiplocèle droite *étranglée*, ordinairement réductible.	Ligature du collet. Extirpation du sac.	26 mars 1887		7 mois, octobre 1887	
131	RIEDEL in WETTE obs. 87.	F. 65		Épiplocèle droite *étranglée*.	Ligature du collet. Extirpation du sac.	4 avril 1887		2 ans, 1889	Bandage quelque temps.
132	RIEDEL in WETTE obs. 88.	F. 38		Entérocèle droite *étranglée* depuis 7 heures.	Ligature du collet. Extirpation du sac.	10 mai 1887		2 ans, 1889. Depuis l'opération, la malade a une hernie crurale de l'autre côté.	
133	RIEDEL in WETTE obs. 25.	F. 41		Crurale gauche.	Ligature du collet. Extirpation du sac.	15 juin 1887	P. Secundam	2 ans, 1889	Bandage intermittent.
134	KOCHER in LEUW, obs. 101.	F. 24		Epiplocèle crurale droite du volume d'une pomme réductible (op. de complaisance).	Ligature du collet. Extirpation du sac.	22 janv. 1887		4 ans 8 mois, 22 avril 1892.	Pas de bandage.
135	RIEDEL in WETTE obs. 90.	F. 73		Crurale droite *étranglée* depuis	Double ligature du collet. Extirpation	11 août 1887		2 ans, 1889	

Nos	INDICATION BIBLIOGRAPHIQUE	SEXE AGE	DÉBUT	DIAGNOSTIC	OPÉRATION	DATE DE L'OPÉRATION	MODE DE CICATRISATION	GUÉRISON CONSTATÉE APRÈS	OBSERVATIONS
136	KARSTROM.	F. 31	2 ans	Crurale.	Double ligature du collet. Extirpation du sac.	8 sept. 1887		3 ans.	
137	BŒCKEL.	F. 40	3 ans	Épiplocèle *étranglée*.	Sac lié très haut et réséqué après débridement.	5 nov. 1887		7 mois	Bandage.
138	KOCHER in LEUW, obs. 96.	H. 25		Épiplocèle crurale gauche irréductible du volume d'un œuf.	Ligature du collet. Extirpation du sac.	20 janv. 1888		4 ans 2 mois, 22 mars 1892	Pas de bandage.
139	MANLEY. p. 217, obs. 7.	F. 41		Crurale droite *étranglée* depuis 24 heures.	Ligature du collet. Extirpation du sac.	19 février 1888		4 ans	»
140	KOCHER in LEUW, obs. 103.	F. 71	20 ans	Épiplocèle crurale gauche irréductible.	Ligature du collet. Extirpation du sac.	5 mars 1888	P. primam	4 ans 1 mois, 30 mars 1892	Pas de bandage.
141	BULL. Tab. 1, obs. 35.	F. 37	6 ans	Épiplocèle *étranglée*.	Ligature du collet. Extirpation du sac.	14 juillet 1888	P. primam	18 mois	Bandage.
142	BULL. Tab. 1, obs. 40.	F. 49	6 mois	Petite crurale irréductible.	Ligature du collet. Extirpation du sac.	7 déc. 1888	P. primam	1 an	
143	BANKS. Tab. 3, obs. 46.	F. 40		Crurale *étranglée* depuis 2 jours.	Ligature du collet. Extirpation du sac.	1888		Plus de 5 ans	
144	BULL. Tab. 2, obs. 39.	F. 31	8 ans	Crurale irréductible dep. 8 ans.	Ligature du collet. Extirpation du sac.	2 janvier 1889	P. primam	1 an, janvier 1890	Pas de bandage.
145	LAGUAITE in CAMSON, obs. 33.	F. 30	12 ans	Crurale incoercible	Ligature du collet. Extirpation du sac.	26 juillet 1889		4 ans 1/2	Pas de bandage.
146	ROBINSON, obs. 51.	F. 49	9 ans	Épiplocèle gauche adhérente et irréductible.	Ligature du collet. Extirpation du sac.	15 sept. 1889		Revue à plusieurs reprises sans récidive.	Pas de bandage.

N^os	INDICATION BIBLIOGRAPHIQUE	SEXE AGE	DÉBUT	DIAGNOSTIC	OPÉRATION	DATE DE L'OPÉRATION	MODE DE CICATRISATION	GUÉRISON CONSTATÉE APRÈS	OBSERVATIONS
147	REYNIER.			Crurale.	Ligature du collet. Extirpation du sac. Anneau obturé avec le sac doublé de l'épiploon.	1389		3 ans.	
148	SCHEDE in WOLTER. Tab. 4, obs. 144. T. 5, obs. 186.	F. 28		*Étranglée* du volume d'un œuf de pigeon.	Ligature du collet. Extirpation du sac. Sutures profondes des parties molles.	1889 ?	P. primam	1 an. La peau se laisse déprimer mais l'anneau est imperméable.	
149	SCHEDE in WOLTER. Tab. 5, obs. 189.	F. 63		Droite.	Ligature du collet. Extirpation du sac ?	1889 ?		1 an 1/2. Un peu d'impulsion, anneau imperméable	Bandage.
150	ROBINSON, obs. 61.	F. 34	2 ans	Gauche.	Ligature du collet. Extirpation du sac.	10 janv. 1890	P. secundam	10 mois, octobre 1890	Pas de bandage.
151	CHANDELUX in CAMSON. Obs. 40.	F. 45	2 ans	Épiplocèle gauche de moyen volume irréductible, incoercible.	Lig. du collet. Extirp. du sac. Sutures profondes de plans aponévrotiques.	Janvier 1890		2 ans 10 mois, hernie du côté opposé	Bandage.
152	BANKS. Tab. 1, obs. 96.	F. 45		Crurale.	Ligature du collet. Extirpation du sac.	Juin 1890		3 ans	
153	BANKS. Tab. 3, obs. 48.	F. 72		Crurale.	Ligature du collet. Extirpation du sac.	Juillet 1890		3 ans	
154	LAGUAITE in CAMSON, obs. 34.	F.	2 ans 1/2	Crurale.	id.	21 octobre 1890		plus de 1 an	
155	REYNIER.				Ligature du collet. Extirpation du sac. Anneau oblitéré par le sac double de l'épiploon.	1890		2 ans	
156	MAUVIEZ, obs. 3.	F. 45		Droite irréductible du volume d'une grosse noix.	Ligature du collet. Extirpation du sac.	26 janv. 1891		2 ans 8 mois, août 1893	Pas de bandage.
157	BANKS. Tab. 3, obs. 49.	F. 52		*Étranglée* depuis plusieurs jours.	Ligature du collet. Extirpation du sac.	Février 1891		2 ans	
158	BANKS. Tab. 1, obs. 98.	F. 31		Petite crurale.	Ligature du collet. Extirpation du sac.	Février 1891		2 ans 1/2	
159	MAUVIEZ, obs. 5.	F. 52	7 ans	Droite irréductible menaces *d'étranglement.*	Ligature du collet. Extirpation du sac.	9 mars 1891		2 ans 3 mois, août 1893	Bandage.
160	CH. BARKER.	F. 30	pl. années	Droite *étranglée.*	Ligature du collet. Extirpation du sac.	21 mars 1892		9 mois, juin 1893	
161	CH. S. HAMILTON obs. 5.	F. 36	1 an 1/2	Petite entérocèle droite *étranglée.*	Drainage.	Mars 1892		9 mois, janv. 1893	
162	PONCET in CAMSON, obs. 2.	F. 22	3 ans	Crurale partiellement irréductib.	Ligature du collet. Extirpation du sac. Sutures en étages	20 mai 1892		1 an ? aucune impulsion	
163	TUFFIER, obs. inédite.	F. 40		Petite crurale droite.	Ligature du collet. Extirpation du sac.	12 octobre 1892 Hôpital Beaujon	P. primam	2 ans 8 mois, fin juin 1895	Pas de bandage.
164	TUFFIER, obs. inédite.	F. 60		Crurale *étranglée.*	Ligature du collet. Extirpation du sac.	2 déc. 1892 Hôpital Beaujon	P. primam	2 ans 7 mois, fin juin 1895	Pas de bandage.
165	TUFFIER, obs. inédite.	F. 30		Grosse hernie crurale incoercible.	Ligature du collet. Extirpation du sac.	30 déc. 1893 Hôpital Beaujon	P. primam	18 mois, fin juin 1895	Pas de bandage.

TABLEAU B. — **Ligature du collet. Extirpation du sac sans suture de l'anneau.** (RÉCIDIVES, 67).

Nos	INDICATION BIBLIOGRAPHIQUE	SEXE AGE	DÉBUT	DIAGNOSTIC	OPÉRATION	DATE DE L'OPÉRATION	MODE DE CICATRISATION	RÉCIDIVE SURVENUE APRÈS	OBSERVATIONS
166	KOCHER in MAYOR obs. 1, p. 47.	F. 55	14 ans	Crurale énorme et douleur. Anneau admet 3 doigts.	Invagination du sac (Wood) sans suture de l'anneau.	19 déc. 1875	Sans suppuration	3 mois, février 1876, volume du poing.	
167	NUSSBAUM in LEISRINK. Tab. D., obs. 1.	H. 57		Gauche *étranglée*.	Extirpation du sac. Suture du collet.	4 avril 1877		? constatée 18 mois après l'opération, juin 1881.	
168	NUSSBAUM in LEISRINK. Tab. D., obs. 3.	F. 70		Gauche adhérente *étranglée*.	Extirpation du sac. Suture du collet.	16 nov. 1877		Très peu de temps.	
169	NUSSBAUM in LEISRINK. Tab. C., obs. 4.	F. 65		Crurale gauche.	Extirpation du sac. Suture du collet.	7 juillet 1878		? constatée 3 ans après, juin 1881.	
170	SOCIN in ANDEREGG, obs. 103.	F. 51		Réductible du volume d'une noix, *étranglée* depuis 4 jours.	Extirpation du sac. Ligature du collet.	8 octobre 1878	P. secundam	4 ans. Constatée 5 ans et 10 mois après l'opération, avait été revue guérie 2 ans et 8 mois après la cure radicale par Cuénod.	Pas de bandage, travail peu pénible, mais tousse beaucoup.
171	SOCIN in ANDEREGG, obs. 104.	F. 59	20 ans	Droite *étranglée* du volume d'une pomme.	Extirpation du sac. Ligature du collet.	13 nov. 1878	P. primam	7 à 8 mois après, l'anneau admet le doigt.	Pas de bandage, trav. à la terre.
172	WEINLECHNER.	F. 46		Incoercible du vo-	Extirpation du sac.	24 déc. 1878	P. primam	Quelques jours.	
173	LANGENBECK in TILANUS.	F. 26		Incoercible.	Extirpation du sac. Ligature du collet.	1878		6 mois	
174	NUSSBAUM in LEISRINK. Tab. D., obs. 6.	F. 45		Adhérente *étranglée*.	Extirpation du sac. Ligature du collet.	5 mars 1879	Drainage	très peu de temps	
175	SOCIN in ANDEREGG, obs. 98.	H. 51	30 ans	Droite *étranglée* du volume d'une pomme.	Extirpation du sac. Ligature du collet. Moignon épiploïque dans le canal crural.	13 mars 1879	P. primam	6 semaines	
176	HENSNER in ALY.	F. 45		*Étranglée* à droite.	Ligature du collet. Extirpation du sac.	14 nov. 1879	P. primam	5 mois	Pas de bandage.
177	LANGENBECK in TILANUS.	F. 26		Épiplocèle irréductible.	Ligature du collet. Extirpation du sac.	1879		6 mois	
178	SWENSON et ERDMANN, obs. 1, p. 22.	F. 34		Irréductible du volume d'une noix.	Ligature du collet. Extirpation du sac.	19 août 1879		6 mois	
179	TILANUS, obs.	F. 40		Épiplocèle adhérente.	Ligature du collet. Extirpation du sac.	1879		3 mois	
180	SOCIN in ANDEREGG, obs. 109.	F. 51	récente	Droite *étranglée* depuis 2 jours, de la grosseur d'une pomme.	Ligature du collet. Extirpation du sac.	25 déc. 1880	P. primam	2 à 3 mois; anneau admet le doigt.	Pas de bandage.
181	BURCKHARDT in LEISRINK. Tab. C., obs. 17.	F. 34		Gauche incoercible du volume d'un œuf de poule. Anneau admet deux doigts.	Ligature du collet. Extirpation du sac. Moignon épiploïque fixé dans l'anneau.	1880 ?		6 mois. Plus trace du bouchon épiploïque.	
182	ROCHELT.	F. 43	pl. années	Épiplocèle droite *étranglée* depuis 12 heures.	Ligature du collet. Extirpation du sac.	1880		? constatée 1 an 1/2 après l'opération.	
183	BANKS. Tab. 3, obs. 29.	F. 37		Crurale *étranglée*.	Ligature du collet. Extirpation du sac.	janvier 1881		? impulsion à la toux, tendance à la récid. 9 ans après.	

Nos	INDICATION BIBLIOGRAPHIQUE	SEXE AGE	DÉBUT	DIAGNOSTIC	OPÉRATION	DATE DE L'OPÉRATION	MODE DE CICATRISATION	RÉCIDIVE SURVENUE APRÈS	OBSERVATIONS
184	WYETH.	H. 42		Crurale droite *étranglée* ordinairement réductible.	Collet et épiploon liés ensemble.	12 juin 1881	?	6 mois. Récidive coercible.	Bandage.
185	PITTS, obs. 5.	H. 45	15 ans	Volumineuse crurale *étranglée*, irréductible d'ordinaire.	Extirpation du sac. Suture du collet.	29 août 1881		? constatée 29 mois après.	
186	BANKS. Tab. 1, obs. 80.	F. 42	1 an	Crurale irréductible, incoercible et douloureuse.	Ligature du collet. Extirpation du sac.	avril 1881		? constatée 7 ans après.	
187	J.-L. CHAMPIONNIÈRE, obs. 3, p. 620.	F. 32		Crurale gauche douloureuse et irréductible.	Résection partielle du sac à cause des adhérences intestinales. Opération incomplète.	1er sept. 1881		6 mois. A la suite d'une bronchite.	
188	KRONLEIN in MUNZINGER, obs. 27.	F. 61	30 ans	Crurale droite *étranglée*.	Ligature du collet. Extirpation du sac.	24 février 1882	P. primam	? constat. 2 ans 1 mois après. Anneau admet le doigt, petite hernie.	Bandage.
189	KRONLEIN in MUNZINGER, obs. 28.	F. 65	6 ans	Crurale gauche *étranglée*.	Ligature du collet. Extirpation du sac.	26 mai 1882	P. secundam	? constatée 1 an et 9 mois après. Anneau admet 1 doigt. Hernie du vol. d'une noix.	A porté un mauvais bandage.
190	KRONLEIN in MUNZINGER, obs. 38.	F. 26	récente	Crurale droite *étranglée*.	Ligature du collet. Extirpation du sac.	15 août 1882		? constatée après 20 mois. Impuls. à la toux.	Bandage.
191	KRONLEIN in MUNZINGER, obs. 35.	F. 55	18 ans	Crurale droite *étranglée*. Inguinale gauche non étranglée.	Ligature du collet. Extirpation du sac.	10 octobre 1882	P. primam	? constatée 1 an 1/2 après, vol. d'une noisette.	Bandage.
192	SOCIN in ANDEREGG, obs. 103.	F. 52	récente	Entérocèle gauche *étranglée* depuis 3 jours, volume d'un œuf de poule.	Double ligature du collet. Extirpation du sac.	2 nov. 1882	P. secundam (Phlegmatia alba dolens)	6 mois, constatée en juin 1885. Anneau admet le doigt. Hernie réductible du volume d'un petit œuf.	N'a pas porté bandage, travail parfois pénible.
193	KRONLEIN in MUNZINGER, obs. 35.	F. 77	8 ans	Crurale droite *étranglée*.	Ligature du collet. Extirpation du sac.	25 nov. 1882	P. primam	16 mois, petite hernie réductible.	Bandage.
194	PITTS.	F. 46	20 ans	Crurale *étranglée*.	Ligature du collet. Extirpation du sac.	4 déc. 1882		1 an, hernie du volume d'un poing d'enf., coercible.	
195	SOCIN in ANDEREGG, obs. 114.	F. 42	récente	Crurale droite *étranglée* depuis 12 heures, du volume d'une noix. Crurale gauche.	Double ligature du collet. Extirpation du sac.	5 déc. 1882	P. primam	10 mois. Anneau admet un doigt.	Pas de bandage.
196	BANKS. Tab. 3, obs. 31.	F. 46		Crurale *étranglée* depuis 5 jours.	Ligature du collet. Extirpation du sac.	août 1882		? constatée 5 ans après.	
197	BANKS. Tab. 3, obs. 32.	F. 50	5 ans	Crurale *étranglée*.	Ligature du collet. Extirpation du sac.	août 1882		Peu de temps	
198	BANKS. Tab. 3, obs. 34.	F. 72	6 ans	Crurale *étranglée* depuis 4 jours.	Ligature du collet. Extirpation du sac.	janvier 1883		Quelques mois.	
199	SWENSON et ERDMANN, T. 2, obs. 6.	F. 44	6 ans	Crurale.	Ligature du collet. Extirpation du sac.	19 avril 1883		18 mois	
200	KOCHER in MAYOR obs. 10, p. 51.	F. 40	3 ans	Épiplocèle irréductible et douloureuse du volume d'un œuf de poule.	Ligature du collet. Extirpation du sac.	16 mai 1883		Constatée ap. 2 ans et 8 mois, fin janvier 1886.	

Nos	INDICATION BIBLIOGRAPHIQUE	SEXE AGE	DÉBUT	DIAGNOSTIC	OPÉRATION	DATE DE L'OPÉRATION	MODE DE CICATRISATION	RÉCIDIVE SURVENUE APRÈS	OBSERVATIONS
201	BANKS. Tab. 3, obs. 36.	F. 42	4 ans	Crurale *étranglée* depuis 4 jours.	Ligature du collet. Extirpation du sac.	mai 1883		Peu de temps	
202	SOCIN in ANDEREGG, obs. 118.	F. 36	16 ns	Crurale droite *étranglée*.	Ligature du collet. Extirpation du sac.	16 juillet 1883	P. secundam	18 mois. A la suite d'une bronchite.	
203	SOCIN in ANDEREGG, obs. 121.	F. 50	10 ans	Crurale gauche *étranglée* depuis 6 heures, volume d'un œuf d'oie. Entérocèle.	Ligature du collet. Extirpation du sac.	28 octobre 1883	P. primam	6 semaines. Revue en juin 1885. Récidive du volume d'un œuf de poule. Anneau admet le doigt.	Bandage, travail parfois pénible.
204	BANKS. Tab. 3, obs. 39.	H. 44		Crurale *étranglée*.	Ligature du collet. Extirpation du sac.	mars 1884		3 ans (?) coercible.	
205	BANKS. Tab. 3, obs. 35.	F. 48	3 ans	Crurale *étranglée* depuis 3 jours.	Ligature du collet. Extirpation du sac.	mars 1884		Quelques mois	
206	SWENSON et ERDMANN, obs. 15.	F. 57	16 ans	Crurale.	Ligature du collet. Extirpation du sac.	8 août 1884		9 mois	
207	MAYO ROBSON, obs. 2.	F. 76		Crurale droite *étranglée* depuis 4 jours.	Ligature du collet. Extirpation du sac.	1er octobre 1884		? anneau très large.	Porte bandage
208	SOCIN in ANDEREGG, obs. 99.	H. 68	5 ans	Entérocèle droite *étranglée* depuis 3 jours, du volume d'un œuf de poule.	Ligature du collet. Extirpation du sac.	24 déc. 1884	P. primam	Quelques semaines.	Pas de bandage, a toujours gardé le lit, tousse beaucoup.
209	BULL. Tab. 1, obs. 12.	F. 61	10 ans	Crurale *étranglée*.	Ligature du collet. Extirpation du sac	28 janvier 1885		18 mois. Coercible	
210	BULL. Tab. 1, obs. 13.	F. 38	3 ans	Crurale *étranglée*.	Ligature du collet. Extirpation du sac.	29 janvier 1885		quelques mois, constatée 18 mois après.	
211	BANKS. Tab. 1, obs. 87.	F. 30		Petite crurale.	Ligature du collet. Extirpation du sac.	janvier 1885		? 2 ans 1/2	
212	KARSTROM.	F. 59	ancienne	Épiplocèle.	Ligature du collet. Extirpation du sac.	16 avril 1885		6 mois	
213	BANKS. Tab. 1, obs. 91.	F. 34		Crurale.	Ligature du collet. Extirpation du sac.	juillet 1885		? 6 ans. Impulsion à la toux.	
214	RIEDEL in WETTE obs. 57.	F. 45		Épiplocèle *étranglée*.	Ligature du collet. Extirpation du sac.	9 sept. 1885	P. secundam	quelques mois, hernie du vol. d'une noix.	Bandage.
215	HAHN in COHN, obs. 20 a.	F. 31		Crurale droite réductible du volume d'une tête d'enfant. Anneau admet 1 doigt.	Ligature du collet Extirpation du sac.	18 sept. 1885	P. primam	? constatée en 1888	
216	HAHN in COHN, obs. 20 b.	Même malade		Entéro-épiplocèle gauche du volume du poing.	Collet du sac et épiploon liés ensemble.	18 sept. 1885	P. secundam	? constatée en 1888	
217	BANKS. Tab. 3, obs. 42.	F. 52		Crurale.	Ligature du collet. Extirpation du sac.	novembre 1885		3 ans. Coercible	
218	RIEDEL in WETTE obs. 69.	F. 61		Crurale droite *étranglée* depuis 3 jours.	Double ligature et extirpation du sac.	7 avril 1886		quelque temps	Bandage quelque temps.
219	RIEDEL in WETTE obs. 82.	F. 52		Entérocèle *étranglée* depuis quelques heures.	Ligature du collet. Extirpation du sac.	10 déc. 1886		6 semaines	
220	BANKS. Tab. 3, obs. 45.	F. 70		Crurale *étranglée* depuis 4 jours.	Ligature du collet. Extirpation du sac.	décembre 1887		1 an. Impulsion à la toux.	

Nos	INDICATION BIBLIOGRAPHIQUE	SEXE AGE	DÉBUT	DIAGNOSTIC	OPÉRATION	DATE DE L'OPÉRATION	MODE DE CICATRISATION	RÉCIDIVE SURVENUE APRÈS	OBSERVATIONS
221	RIEDEL in WETTE obs. 101.	F. 40		Grosse épiplocèle *étranglée.*	Double ligature du collet. Extirpation du sac.	4 février 1888	P. secundam	?	N'a pas porté bandage.
222	BULL. Tab. 1, obs. 37.	F. 76	13 ans	Petite crurale irréductible.	Ligature du collet. Extirpation du sac.	26 juillet 1888		moins de 6 mois	Pas de bandage.
223	BŒCKEL	F.	10 ans	Crurale incoercible *étranglée.*	Ligature du collet. Sac non réséqué. Opération incomplète.	30 juillet 1888		? coercible	
224	SCHEDE in WOLTER. Tab. IV, obs. 91. Tab. VI, obs. 204.	F. 47		Crurale irréductible (8 centim. de long. 5 centim. de large).	Ligature du collet.	1888	P. secundam Plaie tamponnéc.	quelques semaines, de la dimension d'une paume de main.	
225	SCHEDE in WOLTER. Tab. VI, obs. 204.	F. 43	7 ans	Crurale gauche du volume du poing.	?	?		Revue sans récidive, par Kummel 2 ans 1/2 après. Récidive au bout de 5 ans, après bronchite.	Travail pénible dans une blanchisserie.
226	ROBINSON, obs. 59.	F. 41	1 an	Épiplocèle droite adhérente.	Ligature du collet. Extirpation du sac.	20 déc. 1889		quelques semaines	
227	BANKS. Tab. 3, obs. 47.	F. 57		Crurale *étranglée.*	Ligature du collet. Extirpation du sac.	janvier 1890		3 ans 1/2	
228	KOCHER in LEUW, obs. 107.	F. 30	2 ans	Droite irréductible	Ligature du collet. Extirpation du sac.	3 juin 1890	P. primam	9 mois	
229	HAMILTON, obs. 1.	F. 64	5 ans	Petite crurale *étranglée.*	Ligature du collet. Extirpation du sac.	23 juin 1890		quelques mois, coercible	
230	HAMILTON, obs. 2.	F. 33	2 ans	Irréductible et *étranglée.*	Ligature du collet. Extirpation du sac.	1er février 1890		? coercible	
231	MANLEY, obs. 40.	H. 24		Épiplocèle droite.	Canal crural fermé avec bouchon épiploïque.	9 nov. 1891		18 mois	
232	TUFFIER, obs. (inédite).	F. jeune		Crurale *étranglée.*	Ligature du collet. Extirpation du sac.	août 1893	P primam	? constatée 1 an après	

TABLEAU C. — **Anneau suturé** (Guérisons, 149)

Nos	Indication bibliographique	Sexe Age	Début	Diagnostic	Procédé opératoire — Sac herniaire	Procédé opératoire — Anneau	Date de l'opération	Mode de cicatrisation	Récidive survenue après	Observations
233	Macewen. Tab. 4, obs. 1.	F. 34		Entéro-épiplocèle *étranglée* depuis 30 heures.	Sac formant tampon placé à l'orifice supérieur de l'anneau crural.	Suture de l'anneau.	juillet 1878	P. primam	8 mois, mars 1878	Pas de bandage.
234	Leisrink Tab. C, obs. 24.	F. 43		Crurale droite incoercible du volume du poing.	Ligature et extirpation d'un sac volumineux. Suture d'un second sac plus petit.	Suture de l'anneau avec six points à la soie.	25 avril 1880	P. primam	1 an, anneau très resserré	
235	Leisrink Tab. D, obs. 74.	F. 70		Crurale gauche *étranglée*.	Ligature et extirpation du sac.	Suture de l'anneau.	3 décembre 1880	P. primam	10 mois	
236	Julliard.	F. 57	10 ans	Crurale droite *étranglée* du volume de 2 poings, datant de 10 ans.	Ligature et extirpation du sac.	Suture de l'anneau.	14 février 1881	P. primam	18 mois, induration large en arrière du ligament de Fallope	Pas de bandage.
237	Macewen. T. IV, obs. 2.	F. 50		Entéro-épiplocèle.	Sac formant tampon placé à l'orifice supérieur de l'anneau crural.	Suture de l'anneau.	févr. 1881		I an	Pas de bandage.
238	Macewen. T. IV, obs. 3.	F. 23	7 ans	Entéro-épiplocèle *étranglée* depuis 50 heures.	Sac formant tampon placé à l'orifice supérieur de l'anneau crural.	Suture de l'anneau.	mai 1881	P. primam	3 ans	Pas de bandage.
239	Dubois, obs. III.	F. 59		Crurale *étranglée* depuis 3 jours, volume du poing.	Le moignon du sac réséqué et l'épiploon sont fixés dans l'anneau crural.	Suture au catgut de l'anneau.	3 novemb. 1881		3 ans, 1883	Bandage, 6 mois
240	Billroth in Haidenthaller, obs. 74.	F. 65	25 ans	Crurale droite, *étranglée* depuis quelques jours, hernie ombilicale depuis 40 ans, irréductible depuis un an.	Ligature et extirpation du sac.	Suture de l'anneau.	22 mars 1883		6 ans, janvier 1889.	Bandage, 6 mois
241	Socin in Anderegg, obs. 117.	F. 33		Crurale droite du volume d'un œuf *étranglée* depuis 20 heures.	Ligature et extirpation du sac et d'un lipome préherniaire.	Suture de l'anneau.	19 juillet 1883	P. primam	23 mois, 21 juin 1885.	Bandage 2 à 3 mois.
242	Macewen. T. IV, obs. 6.	F. 40	20 ans	Entéro-épiplocèle *étranglée* depuis 48 heures.	Sac formant tampon placé à l'orifice supérieur de l'anneau crural.	Suture de l'anneau.	juillet 1883	P. primam	2 ans 1/2	Pas de bandage.
243	Macewen. T. IV, obs. 5.	F. 50	3 ans	Entéro-épiplocèle *étranglée* depuis 19 heures.	Sac formant tampon à l'orifice supérieur de l'anneau crural.	Suture de l'anneau.	juillet 1883		3 ans	Pas de bandage.
244	Ballance.	F.		Grosse hernie.	Extirpation du sac. Collet lié très haut.	Suture de l'anneau crural par des fils de tendon de kanguroo entrecroisés.	1883		3 ans	?
245	Macewen. T. IV, obs. 7.	F. 55	8 ans	Entéro-épiplocèle *étranglée* depuis quelques heures.	Sac formant tampon fixé à l'orifice supér. de l'ann. crural.	Suture de l'anneau.	janv. 1884		18 mois.	?

Nos	INDICATION BIBLIOGRAPHIQUE	SEXE AGE	DÉBUT	DIAGNOSTIC	PROCÉDÉ OPÉRATOIRE — SAC HERNIAIRE	PROCÉDÉ OPÉRATOIRE — ANNEAU	DATE DE L'OPÉRATION	MODE DE CICATRISATION	GUÉRISON CONSTATÉE APRÈS	OBSERVATIONS
246	Kuster in O. Von Bungner, obs. 1.	F. 27	10 ans	Crurale droite *étranglée.*	Ligature et extirpation du sac.	Suture de l'anneau, quadruple étage de suture des plans cellulo-aponévrotiques au catgut.	1er avril 1884	P. primam	fin mai 1892, 8 ans 2 mois.	Pas de bandage. Petite hernie crurale réductible du côté opposé.
247	Kuster in O. Von Bungner, obs. 3.	F. 39		Crurale droite irréductible du volume d'un œuf de poule.	Extirpation incomplète.	Sut. du sac adhér. à l'orifice de l'anneau crural Sut. de l'anneau.	2 septemb. 1884	P. primam	fin mai 1892, 7 ans 6 mois	Bandage.
248	Bassini, obs. 1.	F. 40	ancienne	Crurale droite *étranglée* de moyen volume.	Ligature et extirpation du sac.	Suture de l'arcade crurale à l'aponévrose du pectiné. Suture de la paroi antérieure du canal crural.	16 octobre 1884	P. primam	juin 1893, 8 ans	Pas de bandage.
249	Macewen. T. IV, obs. 8.	F. 52	12 ans	Entéro-épiplocèle *étranglée* depuis 48 heures.	Sac formant tampon placé sur l'orifice supérieur de l'anneau crural	Suture de l'anneau.	janv. 1885	P. primam	1 an	Pas de bandage.
250	Kuster in O. Von Bungner, obs. 5.	H. 61	15 ans	Crurale gauche *étranglée* depuis 24 h. du volume d'un œuf d'oie.	Ligature et extirpation du sac.	Suture de l'anneau avec six points à la soie sut. en étages.	8 mars 1885		fin mai 1892, 7 ans 2 mois	Bandage.
251	Czerny in R. Wolf. Tab. A, obs. 14.	F. 43		Crurale gauche irréductible et douloureuse (13 centimètres de largeur).	Ligature et extirpation du sac.	Suture de l'anneau par trois points au catgut.	29 mars 1885		6 juin 1890	Bandage quelque temps.
252	Czerny in R. Wolf. Tab. A, obs. 16.	F. 54		Crurale droite du du volume d'un œuf.	Ligature et extirpation du sac, drainage d'un kyste préherniaire.	Suture de l'anneau au catgut.	1er mai 1885		plus de 2 ans	Bandage.
253	Macewen. Tab. IV, obs. 9.	F. 53	12 ans	Entéro-épiplocèle *étranglée* depuis 72 heures.	Sac formant tampon fixé à l'orifice supérieur de l'anneau.	Suture de l'anneau.	juillet 1885	P. secundam	9 mois	Pas de bandage.
254	Billroth in Haidenthaller, obs. 49.	F. 52		Crurale droite irréductible, l'anneau admet trois doigts, *étranglée.*	Ligature et extirpation du sac.	Suture de l'anneau avec trois points au-dessus du drain.	25 juin 1885	P. primam	4 ans	Bandage.
255	Czerny in R. Wolf. Tab. B, obs. 13.	F. 66		Crurale droite *étranglée.*	Ligature et extirpation du sac.	3 sutures de l'anneau au catgut.	16 novemb. 1885		plus de 2 ans	
256	Kuster in O. Von Bungner, obs. 8.	F. 41		Crurale gauche *étranglée* du volume d'un poing d'enfant.	Ligature et extirpation du sac.	3 sutures de l'anneau au catgut. Sutures en étages.	10 décemb. 1885		2 ans, la malade est morte en 1887.	Bandage.
257	Kuster in Bungner, obs. 9.	F. 76	14 ans	Crurale droite *étranglée* depuis 48 heures, volume d'un œuf.	Ligature et extirpation du sac dont le moignon est repoussé très haut.	Suture de l'anneau, suture en étages.	21 décemb. 1885		fin mai 1892, 6 ans 5 mois	Bandage quelques temps.
258	Kuster in Bungner, obs. 10.	F. 50	22 ans	Crurale droite *étranglée* depuis 24 heures, volume d'un œuf.	Ligature et extirpation du sac.	Suture de l'anneau, suture en étages des plans aponévrotiques.	22 décemb. 1885		fin mai 1892, 6 ans 4 mois	Bandage.
259	Czerny in R. Wolf. Tab. A, obs. 18.	F. 39		Crurale gauche réductible, épiplocèle du volume d'une noix.	Ligature et extirpation du sac.	Suture de l'anneau.	14 janvier 1886		6 juin 1890, 4 ans 5 mois	Bandage.

Nos	INDICATION BIBLIOGRAPHIQUE	SEXE AGE	DÉBUT	DIAGNOSTIC	PROCÉDÉ OPÉRATOIRE SAC HERNIAIRE	ANNEAU	DATE DE L'OPÉRATION	MODE DE CICATRISATION	GUÉRISON CONSTATÉE APRÈS	OBSERVATIONS
260	KUSTER in BUNGNER, obs. 11.	F. 58		Crurale gauche *étranglée* depuis 2 jours, volume du poing.	Ligature et extirpation du sac.	Suture de l'anneau, suture en étages.	10 février 1886		fin mai 1892, 6 ans 5 mois	Bandage quelques temps.
261	KUSTER in BUNGNER, obs. 14.	H. 48	28 ans	Crurale gauche irréd., vol. d'un poing d'adulte.	Ligature et extirpation du sac.	Suture de l'anneau (opérat. non classique).	2 mars 1886		6 ans 3 mois, fin mai 1892	Pas de bandage.
262	KOCHER in MAYOR, obs. 12, p. 52.	F. 41	1 an	Crurable irréductible et douloureuse, du volume d'une noix.	Ligature et extirpation du sac.	Suture de l'anneau.	18 mai 1886	P. primam	1 an 8 mois, janvier 1888, pas d'impulsion	Pas de bandage.
263	KOCHER in MAYOR, obs. 13, p. 53.	F. 20		Crurale du volume d'un œuf de pigeon, anneau admet un doigt.	Ligature et extirpation du sac.	Suture de l'anneau.	12 juillet 1886	P. primam	11 mois, fin juin 1887, aucune impulsion.	Pas de bandage.
264	KUSTER in BUNGNER, obs. 13.	H. 63		Crurale droite *étranglée* depuis 48 heures, volume d'une noix.	Ligature et extirpation du sac.	Suture de l'anneau, suture en étages.	10 février 1886	P. secundam	6 ans 3 mois	Pas de bandage.
265	MACEWEN. Tab. IV, obs. 11.	F. 63	récente	Entéro-épiplocèle *étranglée* depuis 6 heures.	Sac formant tampon fixé à l'orifice supér. de l'ann. crural.	Suture de l'anneau.	juillet 1886	P. primam	8 mois	Pas de bandage.
266	CZERNY in R. WOLF. Tab. B, obs. 17.	F. 47		Crurale gauche *étranglée*.	Ligature du collet, extirpation du sac.	Suture de l'anneau.	12 septemb. 1886	P. primam	plus de 2 ans	Pas de bandage.
267	MACEWEN. Tab. 3, obs. 1.	F. 46	18 mois	Entéro-épiplocèle.	Sac formant tampon fixé à l'orifice supérieur	Suture de l'anneau.	nov. 1886	P. primam	plusieurs mois	Pas de bandage.

Nos	INDICATION BIBLIOGRAPHIQUE	SEXE AGE	DÉBUT	DIAGNOSTIC	PROCÉDÉ OPÉRATOIRE SAC HERNIAIRE	ANNEAU	DATE DE L'OPÉRATION	MODE DE CICATRISATION	GUÉRISON CONSTATÉE APRÈS	OBSERVATIONS
268	SCHEDE, in F. WOLTER. Tab. IV, obs. 119. Tab. V, obs. 163.	F. 66	4 à 5 ans	Crurale droite *étranglée* depuis 4 à 5 jours, entéro-épiplocèle du volume d'une noix.	Ligature du collet et extirpation du sac.	Suture de l'anneau.	1886 ?		2 ans 5 mois, pas d'impulsion	Bandage quelques temps.
269	SCHEDE in F. WOLTER. Tab. IV, obs. 149. Tab. V, obs. 164.	F. 42		Crurale gauche *étranglée* depuis 2 jours, volume d'une noix.	Ligature du collet et extirpation du sac.	Suture de l'anneau, drainage.	1886 ?	P. secundam	3 ans et 2 mois	Bandage 2 ans.
270	SCHEDE in F. WOLTER. Tab. IV, obs. 127. Tab. V, obs. 165.	F. 76		Crurale droite *étranglée* depuis 5 jours, volume d'une noix.	Ligature du collet et extirpation du sac.	Suture de l'anneau, pas de drainage.	1886?	P. primam	2 ans 3 mois	Bandage.
271	BASSINI, obs. 2.	F. 62		Entéro-épiplocèle volumineuse *étranglée*.	Ligature du collet et extirpation du sac.	Suture de l'ann. et de la paroi antérieure du canal crural.	7 janvier 1887		juin 1893, 6 ans 5 mois	Pas de bandage.
272	BASSINI, obs. 3.	H. 37		Crurale gauche de moyen volume incoercible, hernie inguinale volumineuse à droite.	Ligament du collet et extirpation du sac.	Suture de l'anneau et de la paroi antérieure du canal crural.	30 janvier 1887		juin 1893, 6 ans 4 mois	Pas de bandage. Opéré même jour, hernie inguinale.
273	MACEWEN. Tab. IV, obs. 12.	F. 80	2 ans	Entéro-épiplocèle *étranglée* depuis 8 heures.	Sac formant tampon à l'orifice supérieur de l'anneau.	Suture de l'anneau.	février 1887	P. primam	8 mois	Pas de bandage.
274	CZERNY in R. WOLF. Tb. B, obs. 20.	F. 38		Crurale droite *étranglée*.	Double ligature et résection du sac.	Suture de l'anneau, 1 point au catgut.	11 mars 1887		plus de 2 ans	
275	KUSTER in BUNGNER, obs. 20.	F. 41	3 ans	Crurale droite *étranglée* depuis 4 jours, volume d'une noisette.	Ligature et résection du sac.	Suture de l'anneau, suture en étages.	4 avril 1887		fin mai 1892, 5 ans 2 mois	

Nos	INDICATION BIBLIOGRAPHIQUE	SEXE AGE	DÉBUT	DIAGNOSTIC	PROCÉDÉ OPÉRATOIRE — SAC HERNIAIRE	PROCÉDÉ OPÉRATOIRE — ANNEAU	DATE DE L'OPÉRATION	MODE DE CICATRISATION	GUÉRISON CONSTATÉE APRÈS	OBSERVATIONS
276	KUSTER in BUNGNER, obs. 22.	F. 60	15 ans	Crurale gauche *étranglée* depuis 24 heures.	Ligature du collet et résection du sac.	Suture en étages, 3 plans, suture de l'anneau, 5 points à la soie	24 mai 1887	P. primam	fin mai 1892, 5 ans	
277	KUSTER in BUNGNER, obs. 23.	H. 47	8 ans	Crurale droite *étranglée* du volume d'un œuf.	Ligature du collet et résection du sac.	Suture de l'anneau, 5 points à la soie.	1er juin 1887	P. Primam	fin mai 1892, 4 ans 11 mois.	Pas de bandage.
278	BILLROTH in HAIDENTHALLER, obs. 85.	F. 84		Crurale gauche *étranglée* depuis 2 jours.	Ligature et extirpation du sac.	Suture de l'anneau.	3 juin 1887		2 ans, 2 juillet 1889	Pas de bandage.
279	J.-L. CHAMPIONNIÈRE, obs. 33.	H. 22	5 ans	Gauche irréductible incoercible et douloureuse.	Ligature et extirpation du sac.	Sutures profondes.	23 juin 1887		6 ans 1/2	Bandage.
280	CZERNY in R. WOLF. Tb. A, obs. 27.	F. 50		Épiplocèle crurale droite volume d'une tête d'enfant.	Ligature et extirpation du sac.	Suture de l'anneau, 4 points au catgut.	30 juin 1887		plus de 2 ans	Pas de bandage depuis 1888.
281	KUSTER in BUNGNER, obs. 24.	H. 51		Crurale droite *étranglée* depuis 24 heures volume d'une noix.	Ligature et extirpation du sac.	Suture de l'anneau, 3 points à la soie.	9 août 1887	P. primam	4 ans 9 mois, fin mai 1892	Pas de bandage.
282	A.-E. BARKER.	F. 39	7 ans	Épiplocèle adhérente.	Extirpation du sac dont le moignon est rebroussé et fixé au-dessus de l'arcade crurale.	Suture de l'anneau.	7 septemb. 1887		2 ans 4 mois, aucune impulsion	Pas de bandage.
283	SCHEDE in WOLTER. Tab. IV, obs. 130. Tab. V, obs. 158.	F. 37		Crurale *étranglée*.	Extirpation du sac et ligature du collet.	Sutures perdues de l'anneau au fil d'argent.	1887	P. primam	16 mois	Bandage.
284	SCHEDE in WOLTER. Tab. IV, obs. 97. Tab. V, obs. 171.	F. 56		Crurale irréductible du volume d'une tête d'enfant.	Ligature et extirpation du sac.	Suture de l'anneau, drainage.	1887	P. primam	19 mois, anneau fermé mais impulsion en un point	
285	SCHEDE in WOLTER. Tab. IV, obs. 125. Tab. V, obs. 172.		15 ans	Crurale droite *étranglée* du volume du poing, anneau très large	Ligature du collet. Extirpation du sac.	Suture de l'anneau, 4 points de suture, sutures en étages.	1887 ?		2 ans. Anneau bien fermé par la moindre impulsion.	Bandage, 16 mois.
286	SCHEDE in WOLTER. Tab. IV, obs. 130. Tab. V, obs. 178.			Crurale gauche *étranglée* depuis 2 jours crurale droite réductible.	Ligature du collet. Extirpation du sac.	Suture de l'anneau au fil d'argent, sutures perdues.	1887 ?		15 mois	
287	BASSINI, obs. 4.	F. 48		Crurale droite irréductible et adhérente de moyenne grosseur.	Ligature du collet. Extirpation du sac.	Suture de l'anneau et suture du canal crural	21 janvier 1888	P. primam	juin 1893, 5 ans 4 mois	Pas de bandage.
288	KUSTER in BUNGNER, obs. 33.	H. 60		Crurale gauche *étranglée* depuis 4 jours, volume d'une noix.	Ligature du collet. Extirpation du sac.	Suture de l'anneau, suture en étages.	1er février 1888		fin mai 1892, 4 ans 2 mois	Pas de bandage.
289	CZERNY in R. WOLF. Tab. B, obs. 26.	H. 46 H. 49		Crurale droite *étranglée*.	Double ligature et extirpation du sac.	Suture de l'anneau, 3 catguts.	2 avril 1888	P. primam	plus de 2 ans	Pas de bandage.
290	BASSINI, obs. 5.			Crurale gauche irréductible de moyen volume, épiploon adhérent.	Ligature du collet et extirpation du sac.	Suture de l'anneau et du canal crural.	14 avril 1888	P. primam	juin 1893, 5 ans 2 mois	Pas de bandage.

Nos	INDICATION BIBLIOGRAPHIQUE	SEXE AGE	DÉBUT	DIAGNOSTIC	PROCÉDÉ OPÉRATOIRE — SAC HERNIAIRE	PROCÉDÉ OPÉRATOIRE — ANNEAU	DATE DE L'OPÉRATION	MODE DE CICATRISATION	GUÉRISON CONSTATÉE APRÈS	OBSERVATIONS
219	BASSINI, obs. 6.	Meme malade		Crurale droite.	Ligature du collet et extirpation du sac.	Suture de l'anneau et du canal crural.	14 avril 1888	P. primam	juin 1893, 5 ans 2 mois	Pas de bandage.
292	J.-L. CHAMPIONNIÈRE, obs. 86.	F. 45		Crurale incomplètem. réductible douloureuse.	Ligature du collet. Extirpation du sac.	Sutures profondes.	16 avril 1888		3 ans	
293	KUSTER in BUNGNER, obs. 34.	F. 57	20 ans	Crurale gauche irréductible depuis 1 an, volume du poing. Épiplocèle crurale droite réductible.	Ligature du collet. Extirpation du sac.	Suture de l'anneau, sutures en étages.	7 mai 1888.	Légère suppuration.	fin mai 1892, 3 ans 10 mois	
294	H. W. CUSHING	H. 12	4 ans	Épiplocèle crurale droite irréductible.	Sac formant tampon repoussé au-dessus de l'orifice supér. du canal crural	Suture de l'anneau.	14 mai 1888		6 mois	
295	BASSINI, obs. 7.	H. 34	ancienne	Crurale gauche irréductible incoercible moyen volume.	Ligature du collet. Extirpation du sac.	Suture de l'anneau, suture du canal crural	20 mai 1888	P. primam	juin 1893, 5 ans 1 mois	Pas de bandage.
296	CZERNY in R. WOLF. Tab. A, obs. 29.	F.		Crurale droite du volume d'une petite pomme réductible mais douloureuse.	Ligature du collet. Extirpation du sac.	Suture de l'anneau avec trois catguts.	25 mai 1888		plus de 2 ans	Pas de bandage.
297	KUSTER in BUNGNER, obs. 37.	F. 49		Crurale droite *étranglée* depuis 24 heures volume [illegible]	Ligature du collet. Extirpation du sac.	Suture de l'anneau à la soie, suture en éta-[illegible]	1er juillet 1888		fin mai 1892, 3 ans 10 mois	
298	BASSINI, obs. 8.	28		Crurale gauche entéro-épiplocèle de moyen volume incoercible.	Ligature du collet. Extirpation du sac.	Suture de l'anneau, suture du canal crural.	19 août 1888	P. primam	juin 1893, 4 ans 9 mois	Pas de bandage.
299	CZERNY in R. WOLF, Tab. B, obs. 22.	F. 55		Crurale droite *étranglée*.	Ligature du collet. Extirpation du sac après débridement.	Suture de l'anneau, 2 catguts.	26 août 1888	P. primam	plus de 2 ans	Bandage.
300	BASSINI, obs. 9.	32		Petite crurale droite réductible et coercible.	Ligature du collet, extirpation du sac.	Suture de l'anneau, suture du canal crural.	12 octobre 1888	P. primam	juin 1893, 4 ans 6 mois	Pas de bandage.
301	KUSTER in BUNGNER, obs. 41.	F. 62	plusieurs années	Crurale droite *étranglée* depuis 3 jours volume d'une noix.	Ligature du collet, extirpation du sac.	Suture en étages, suture de l'anneau.	29 novemb. 1888		fin mai 1892, 3 ans 6 mois	
302	SCHWARTZ.	F.		Épiplocèle adhérent.	Ligature du collet, extirpation du sac.	Suture de l'anneau.	1888		4 ans	Pas de bandage,
303	KUSTER in BUNGNER, obs. 53.	F. 48		Crurale droite *étranglée* du volume d'une pomme de terre. Crurale gauche réductible.	Ligature du collet, extirpation du sac.	Suture de l'anneau, suture en étages.	10 mars 1889		fin mai 1892, 3 ans 2 mois	Pas de bandage. La hernie gauche non-opérée a augmenté.
304	KUSTER in BUNGNER, obs. 45.	F. 34	plusieurs années	Crurale gauche *étranglée* depuis 2 jours du volume d'un œuf d'oie.	Ligature du collet, extirpation du sac.	Suture de l'anneau, suture en étages.	13 mars 1889		fin mai 1892, 3 ans 2 mois	Pas de bandage.
305	BASSINI, obs. 11.	28		Epiplocèle crurale droite de moyenne grosseur réductible mal contenue.	Ligature du collet, extirpation du sac.	Suture de l'anneau et suture du canal crural.	28 mars 1889	P. primam	juin 1893, 4 ans 2 mois	Pas de bandage.

Nos	INDICATION BIBLIOGRAPHIQUE	SEXE AGE	DÉBUT	DIAGNOSTIC	PROCÉDÉ OPÉRATOIRE SAC HERNIAIRE	PROCÉDÉ OPÉRATOIRE ANNEAU	DATE DE L'OPÉRATION	MODE DE CICATRISATION	GUÉRISON CONSTATÉE APRÈS	OBSERVATIONS
306	BASSINI, obs. 10.	F. 45	ancienne	Entérocèle curale droite de moyen volume réductible mal contenue.	Ligature du collet, extirpation du sac.	Suture de l'anneau et du canal crural.	29 mars 1889	P. primam	juin 1893, 4 ans 2 mois	Pas de bandage.
307	BASSINI, obs. 12.	H. 49	ancienne	Petite crurale gauche irréductible épiplocèle. Hernie inguinale droite.	Ligature du collet, extirpation du sac.	Suture de l'anneau et du canal crural.	2 avril 1889	P. primam	juin 1893, 4 ans 2 mois	Pas de bandage.
308	BASSINI, obs. 13.	F. 35	ancienne	Entéro-épiplocèle crurale droite de moyen volume irréductible.	Ligature du collet, extirpation du sac.	Suture de l'anneau et du canal crural.	31 mai 1889	P. primam	juin 1894, 4 ans	Pas de bandage.
309	BASSINI, obs. 14.	H. 57	récente	Entérocèle crurale *étranglée* moyen volume.	Ligature du collet, extirpation du sac.	Suture de l'anneau et du canal crural.	7 juin 1889	P. primam	juin 1893, 4 ans	Pas de bandage.
310	BASSINI, obs. 15.	F. 44	ancienne	Crurale droite de moyen volume incoercible, hernie du ligament rond.	Ligature du collet, extirpation du sac.	Suture de l'anneau et du canal crural.	19 juin 1889	P. primam	juin 1893, 3 ans et 11 mois	Pas de bandage.
311	KUSTER in BUNGNER, obs. 56.	F. 32	1 an 1/2	Crurale droite irréductible du volume d'une noix.	Ligature du collet, extirpation du sac.	Suture de l'anneau, suture en étages.	23 juin 1889	P. secundam	fin mai 1892, 3 ans 11 mois	Pas de bandage.
312	BASSINI, obs. 16.	F. 20	ancienne	Entéro-épiplocèle crurale droite irréductible dégénérescence kystique du sac.	Ligature du collet, extirpation du sac.	Suture de l'anneau, suture en étages.	28 juin 1889	P. primam	juin 1893, 4 ans	Pas de bandage.

Nos	INDICATION BIBLIOGRAPHIQUE	SEXE AGE	DÉBUT	DIAGNOSTIC	PROCÉDÉ OPÉRATOIRE SAC HERNIAIRE	PROCÉDÉ OPÉRATOIRE ANNEAU	DATE DE L'OPÉRATION	MODE DE CICATRISATION	GUÉRISON CONSTATÉE APRÈS	OBSERVATIONS
313	KUSTER in BUNGNER, obs. 58.	F. 44		Crurale gauche *étranglée* depuis 24 heures.	Ligature du collet, extirpation du sac.	Suture de l'anneau, suture en étages.	11 juillet 1889	P. primam	fin mai 1892, 2 ans 10 mois	
314	BASSINI, obs. 17.	H. 18	ancienne	Petite entérocèle crurale réductible et coercible.	Ligature du collet et extirpation du sac.	Suture de l'anneau, suture du canal crural.	15 avril 1889	P. primam	fin mai 1892, 3 ans 10 mois.	Pas de bandage.
315	KUSTER in BUNGNER, obs. 59.	F. 58	plusieurs années	Crurale droite *étranglée* du volume d'une noix.	Ligature du collet et extirpation du sac.	Suture de l'anneau, suture en étages.	9 août 1889	P. secundam	fin mai 1892, 2 ans 8 mois.	
316	BASSINI, obs. 18.	25	ancienne	Epiplocèle crurale gauche irréductible de moyen volume.	Ligature du collet et extirpation du sac.	Suture de l'anneau, suture du canal crural.	17 août 1889	P. primam	juin 1893, 3 ans 9 mois.	Pas de bandage.
317	KUSTER in BUNGNER, obs. 62.	H. 45	5 ans	Crurale droite *étranglée* depuis 48 heures.	Ligature du collet et extirpation du sac.	Suture de l'anneau, suture en étages.	8 octobre 1889	P. primam	fin mai 1892, 2 ans 7 mois.	Pas de bandage.
318	KOCHER in LEUW, obs. 97.	H. 52	12 ans	Crurale droite du volume d'une petite pomme réductible coercible.	Ligature du collet et extirpation du sac.	Suture de l'anneau à la soie, réun. de l'arc[de] de Fallope au fascia pectinea.	13 décemb. 1889	P. primam	2 ans 4 mois.	Pas de bandage.
319	BASSINI, obs. 19.	F. 40	ancienne	Epiplocèle crurale droite irréductible de moyen volume.	Ligature du collet et extirpation du sac.	Suture de l'arcade de Fallope à l'aponévrose du pectiné et sut. du canal crural.	18 décemb. 1889	P. primam	juin 1893, 3 ans 6 mois	Pas de bandage.
320	SCHWARTZ.	H. jeune		Crurale incoercible.	Ligature du collet et extirpation du sac.	Suture de l'anneau.	1889		un an	
321	BASSINI, obs. 22.	F. 18		Crurale gauche de moyen volume réductible et coercible.	Ligature du collet et extirpation du sac.	Suture de l'anneau. Réunion de l'arcade de Fallope à l'aponévrose du pectiné, suture du canal crur.	20 janvier 1890		juin 1893, 3 ans 5 mois	Pas de bandage.

Nos	INDICATION BIBLIOGRAPHIQUE	SEXE AGE	DÉBUT	DIAGNOSTIC	PROCÉDÉ OPÉRATOIRE SAC HERNIAIRE	ANNEAU	DATE DE L'OPÉRATION	MODE DE CICATRISATION	GUÉRISON CONSTATÉE APRÈS	OBSERVATIONS
322	BASSINI, obs. 20.	F. 51	récente	Petite crurale droite réductible et coercible.	Ligature du collet et extirpation du sac.	Suture de l'arcade de Fallope à l'aponévrose du pectiné, suture du canal crural.	8 février 1890	P. primam	juin 1893, 3 ans 4 mois	Pas de bandage.
323	BASSINI, obs. 54.	F. 39	récente	Crurale droite externe de moyen volume entéro-épiplocèle irréductible.	Ligature du collet et extirpation du sac.	Suture du fascia iliaca (4 points) suture du fascia lata.	12 février 1890	P. primam	juin 1893, 3 ans 4 mois	Pas de bandage.
324	BASSINI, obs. 21.	F. 44	ancienne	Crurale gauche *étranglée* de moyen volume.	Ligature du collet et extirpation du sac.	Suture de l'arcade de Fallope à l'aponévrose du pectiné, suture du canal crural.	3 mars 1890	P. primam	juin 1893, 3 ans 4 mois	Pas de bandage.
325	BASSINI, obs. 23.	F. 45	ancienne	Epiplocèle crurale droite de moyen volume irréductible.	Ligature du collet et extirpation du sac.	Suture de l'arcade de Fallope à l'aponévrose du pectiné, suture du canal crural.	12 mars 1890	P. primam	juin 1893, 3 ans 4 mois	Pas de bandage.
326	BASSINI, obs. 24.	m. mal.	ancienne	Entérocèle crurale gauche petite et incoercible.	Ligature du collet, extirpation du sac.	Suture de l'arcade de Fallope avec l'aponévrose du pectiné, suture du canal crural.	12 mars 1890	P. primam	juin 1893, 3 ans 2 mois	Pas de bandage.
327	KOCHER in LEUW, obs. 106.			Crurale irréductible et douloureuse.	Ligature du collet, extirpation du sac.	Suture de l'arcade de Fallope à l'aponévrose du pectiné, sutures profondes.	14 mars 1890	P. primam	3 mai 1892, 2 ans 2 mois	
328	BASSINI, obs. 25.	H. 32	ancienne	Entérocèle crurale droite réductible incoercible.	Ligature du collet, extirpation du sac.	Suture de l'arcade de Fallope à l'aponévrose du pectiné, suture du canal crural	25 mars 1890	P. primam	juin 1893, 3 ans 2 mois	Pas de bandage.
329	BASSINI, obs. 26.	F. 44	ancienne	Entéro-épiplocèle crurale droite de moyen volume irréductible.	Ligature du collet, extirpation du sac.	Suture de l'arcade de Fallope à l'aponévrose du pectiné, suture du canal crural	10 juin 1890	P. primam	juin 1893, 3 ans	Pas de bandage.
330	BASSINI, obs. 27.	F. 32	ancienne	Entérocèle droite de moyen volume incoercible.	Ligature du collet, extirpation du sac.	Suture de l'arcade de Fallope à l'aponévrose du pectiné, suture du canal crural.	11 juin 1890	P. primam	juin 1893, 3 ans	Pas de bandage.
331	BASSINI, obs. 28.	F. 20	ancienne	Entérocèle droite de petit volume incoercible	Ligature du collet, extirpation du sac.	Suture de l'arcade de Fallope à l'aponévrose du pectiné, suture du canal crural	22 juin 1890	P. primam	juin 1893, 2 ans 11 mois	Pas de bandage.
332	BASSINI, obs. 29.	F. 22	récente	Entérocèle crurale droite de moyen volume réductible, incoercible.	Ligature du collet, extirpation du sac.	Suture de l'arcade de Fallope à l'aponévrose du pectiné, suture du canal crural.	26 août 1890	P. primam	juin 1893, 2 ans 10 mois	Pas de bandage.

Nos	INDICATION BIBLIOGRAPHIQUE	SEXE AGE	DÉBUT	DIAGNOSTIC	PROCÉDÉ OPÉRATOIRE SAC HERNIAIRE	ANNEAU	DATE DE L'OPÉRATION	MODE DE CICATRISATION	GUÉRISON CONSTATÉE APRÈS	OBSERVATIONS
333	BASSINI, obs. 30.	F. 32	ancienne	Entéro-épiplocèle droite de moyen volume réductible.	Ligature du collet, extirpation du sac.	Suture de l'arcade de Fallope à l'aponévrose du pectiné, suture du canal crural.	10 sept. 1890	P. primam	juin 1893, 2 ans 9 mois	Pas de bandage
334	BASSINI, obs. 31.	F. 30	récente	Entérocèle crurale gauche de moyen volume incoercible.	Ligature du collet, extirpation du sac.	Suture de l'arcade de Fallope à l'aponévrose du pect. sut. du canal crural.	5 octobre 1890	P. primam	juin 1893, 2 ans 8 mois	Pas de bandage
335	KUSTER in BUNGNER, obs. 68.	F. 48	7 ans	Crurale droite irréductible, volume d'une noix.	Ligature du collet. Extirpation du sac après débridement.	Suture de l'arcade crurale à l'aponévrose du pectiné. Suture en étages des plans sus-jac.	10 octobre 1890		1 an 6 mois, fin juin 1892	Pas de bandage
336	KUSTER in BUNGNER, obs. 70.	F. 74	plusieurs années	Crurale droite *étranglée* depuis 4 jours. Volume d'une noix. Entérocèle. Coexistence de hernie crurale gauche et ombilicale réductibles.	Ligature du collet. Extirpation du sac après débridement.	Suture de l'arcade crurale à l'aponévrose du pectiné. Suture en étages des plans sus-jac.	17 octobre 1890		1 an 6 mois, fin juin 1892	Pas de bandage
337	BUNGNER, obs. 71.	F. 56	14 ans	Entérocèle crurale droite *étranglée* depuis 14 heures volume d'un œuf. Petite crurale gau-	Ligature du collet. Extirpation du sac.	Suture de l'arcade crurale à l'aponévrose du pectiné. Suture en étage des	4 novemb. 1890	Secondaire	Pas de récidive jusqu'à la mort de la malade (12 avril 1892) 17	Pas de bandage
338	J. L. CHAMPIONNIÈRE, obs. 202.	F. 39	ancienne	Crurale gauche irréductible et douloureuse.	Ligature et extirpation d'un double sac.	Deux fils sur l'orifice de l'anneau.	20 novemb. 1890		7 mois.	
339	BERGER.	j. garç.		Crurale.	Ligature du collet. Extirpation du sac. Moignon fixé très haut au-dessus de l'arcade crurale.	Suture de l'arcade crurale à l'aponévrose du pectiné par des points de suture en U à la soie.	1890.		2 ans 3 mois.	
340	BASSINI, obs. 33.	H. 23	récente	Epiplocèle crurale réductible, incoercible de moyen volume.	Ligature du collet. Extirpation du sac.	Suture de l'arcade crurale à l'aponévrose du pectiné, points simples. Suture de la paroi antérieure du canal crural.	11 janvier 1891	P. primam	2 ans 5 mois, juin 1893.	Pas de bandage.
341	BASSINI, obs. 34.	F. 29		Petite entérocèle crurale réduct. mal maintenue.	Ligature du collet. Extirpation du sac.	id.	16 janvier 1891	P. primam	2 ans 5 mois, juin 1893	Pas de bandage.
342	BASSINI, obs. 32.	F. 26		Petite entérocèle crurale gauche irréductible douloureuse, dégénérescence kystique part. du sac.	Ligature du collet. Extirpation du sac.	id.	14 février 1891	P. primam	2 ans 4 mois, juin 1893	Pas de bandage.
343	BASSINI, obs. 35.	F. 55	ancienne	Entéro-épiplocèle crurale volumineuse gauche réduct., incoercib.	Ligature du collet. Extirpation du sac.	id.	13 mars 1891	P. primam	2 ans 3 mois, juin 1893	Pas de bandage.
344	O. Von BUNGNER, obs. 73	F. 56	récente	Entéro-épiplocèle gauche *étranglée* du volume d'un œuf.	Ligature du collet. Extirpation du sac.	Suture de l'arcade crurale à l'aponévrose du pectiné, points simples. Suture en étages.	16 mars 1891	P. primam	2 ans 3 mois, avril 1893	Pas de bandage.

Nos	INDICATION BIBLIOGRAPHIQUE	SEXE AGE	DÉBUT	DIAGNOSTIC	PROCÉDÉ OPÉRATOIRE SAC HERNIAIRE	ANNEAU	DATE DE L'OPÉRATION	MODE DE CICATRISATION	GUÉRISON CONSTATÉE APRÈS	OBSERVATIONS
345	Bassini, obs. 36	F. 43		Entérocèle droite volumineuse, réductible, incoercible.	Ligature du collet. Extirpation du sac.	Suture de l'arcade crurale à l'aponévrose du pectiné (points simples au catgut). Suture de la paroi antérieure du canal crural.	29 avril 1891	P. primam	2 ans 1 mois, juin 1893.	Pas de bandage.
346	Bassini, obs. 37	F. 46	ancienne	Entérocèle droite de moyen volume réductible, incoercible.	Ligature du collet. Extirpation du sac.	Suture de l'arcade crurale à l'aponévrose du pectiné (points simples au catgut). Suture de la paroi antérieure du canal crural.	29 avril 1891	P. primam	2 ans 1 mois, juin 1893.	Pas de bandage.
347	Bassini, obs. 38.	F. 53	ancienne	Entéro-épiplocèle droite de moyen volume, réductible, incoercible.	Ligature du collet. Extirpation du sac.	Suture de l'arcade crurale à l'aponévrose du pectiné (points simples au catgut). Suture de la paroi antérieure du canal crural.	9 mai 1891	P. primam	2 ans 1 mois, juin 1893.	Pas de bandage.
348	Bassini, obs. 39	F. 46	ancienne	Epiplocèle gauche irréductible volumineuse.	Ligature du collet. Extirpation du sac.	Suture de l'arcade crurale à l'aponévrose du pectiné (points simples au catgut). Suture de la paroi antér. du canal crural.	9 mai 1891	P. primam	2 ans 1 mois après, juin 1893.	Pas de bandage.
349	Tricomi.	F. 42	3 ans	Crurale gauche irréductible, entéro-épiploïque de moyen volume.	Ligature et extirpation d'un double sac.	Suture en bourse de l'anneau crural.	9 mai 1891		6 mois, octobre 1891.	Pas de bandage
350	Bassini, obs. 40.	F. 40	récente	Epiplocèle gauche de moyen volume, irréductible, hernie inguinale droite opérée en même temps.	Ligature du collet et extirpation du sac.	Suture de l'anneau. Suture du canal crural.	15 mai 1891	P. primam	2 ans 1 mois, juin 1893.	Pas de bandage
351	Bassini, obs. 41.	36	ancienne	Petite entérocèle droite incoercible.	Ligature du collet et extirpation du sac.	Suture de l'anneau. Sut. du canal crural.	3 juin 1891	P. primam	2 ans, juin 1893.	Pas de bandage
352	Bassini, obs. 42.	F. 28	récente	Entérocèle droite de moyen volume, coercible.	Ligature du collet et extirpation du sac.	Suture de l'anneau. Sut. du canal crural.	8 juin 1891	P. primam	2 ans, juin 1893	Pas de bandage
353	Bungner, obs. 75.	F. 69	20 ans	Entéro-épiplocèle *étranglée* du volume de deux poings.	Ligature du collet et extirpation du sac.	Suture de l'arcade crurale à l'aponévrose du pectiné. Sutures en étages des plans sus-jacents, catgut.	3 juillet 1891	P. primam	1 an 10 mois, 5 avril 1893.	Pas de bandage
354	Berger.	j. fem.		Crurale.	Ligature du collet et extirpation du sac. Le moignon est attiré et fixé au-dessus de l'arc. crurale.	Suture de l'arcade crurale à l'aponévrose du pectiné par des points en U à la soie.	1891		plus de 6 mois	
355	Berger.	j. fem.		Crurale.	Ligature du collet et extirpation du sac. Le moignon est attiré et fixé au-dessus de l'arcade crurale.	Suture de l'arcade crurale à l'aponévrose du pectiné par des points en U à la soie.	1891		plus de 6 mois	

Nos	INDICATION BIBLIOGRAPHIQUE	SEXE AGE	DÉBUT	DIAGNOSTIC	PROCÉDÉ OPÉRATOIRE SAC HERNIAIRE	ANNEAU	DATE DE L'OPÉRATION	MODE DE CICATRISATION	GUÉRISON CONSTATÉE APRÈS	OBSERVATIONS
356	MARCHAND.	F. 60		Entéro-épiplocèle crurale incoercible.	Ligature du collet et extirpation du sac.	Anneau fibreux suturé par des points verticaux.	1891		6 mois aucune impulsion	
357	BASSINI, obs. 43.	F. 59	ancienne	Epiplocèle gauche de moyen volume irréductible.	Ligature du collet et extirpation du sac.	Suture de l'arcade crurale à l'aponévrose du pectiné (catgut), suture de la paroi antérieure du canal crural.	22 janvier 1892	P. primam	1 an 5 mois, juin 1893	Pas de bandage
358	BASSINI, obs. 44.	F. 40	ancienne	Epiplocèle droite de moyen volume irréductible.	Ligature du collet et extirpation du sac.	Suture de l'arcade crurale à l'aponévrose du pectiné (catgut), suture de la paroi antérieure du canal crural.	30 janvier 1892	P. primam	1 an 5 mois, juin 1893	Pas de bandage
359	BASSINI, obs. 45.	F. 80	ancienne	Crurale gauche entéro épiploïque douloureuse de moyen volume.	Ligature du collet et extirpation du sac.	Suture de l'arcade crurale à l'aponévrose du pectiné (cat gut), suture de la paroi antérieure du canal crural.	6 février 1892	P. primam	1 an 5 mois, juin 1893	Pas de bandage
360	PIERRE DELBET, obs. inédite.	F. 49	18 mois	Epiplocèle gauche enflammée.	Ligature du collet et extirpation du sac lipomateux.	Suture de l'arcade crurale au ligament de Cooper.	10 février 1892 hôp. de la Charité	P. primam sauf un p. de suture.	8 ans 4 mois. Cicatrice à peine visible non adhérente, aucune impulsion.	Bandage intermittent.
361	BASSINI, obs. 46.	F. 38	ancienne	Petite crurale gauche réductible. Bandage intermittent, lipôme préherniaire. Hernie congénitale droite.	Ligature du collet et extirpation du sac.	Suture de l'arcade crurale à l'aponévrose du pectiné. Suture de la paroi antérieure du canal crural.	20 mai 1892	P. primam	1 an 1 mois (juin 1893).	Pas de bandage.
362	BASSINI, obs. 47.	F. 48	ancienne	Petite entérocèle droite réductible mal contenue. Lipôme préherniaire.	Ligature du collet et extirpation du sac.	Suture de l'arcade crurale à l'aponévrose du pectiné. Suture de la paroi antérieure du canal crural.	26 mai 1892	P. primam	1 an (juin 1893).	Pas de bandage.
363	BASSINI, obs. 48.	F. 50	ancienne	Entérocèle droite réductible de moyen volume mal contenue.	Ligature du collet et extirpation du sac.	Suture de l'arcade crurale à l'aponévrose du pectiné. Suture de la paroi antérieure du canal crural.	24 novemb. 1892	P. primam	7 mois (juin 1893).	Pas de bandage.
364	MAUVIEZ, obs. 35.	F. 42	8 ans	Grosse crurale droite.	Ligature et extirpation du sac dont le moignon est fixé au-dessus de l'arcade crur.	Suture de l'arcade crurale à l'aponévrose du pectiné.	5 juin 1893		9 mois.	Pas de bandage.
365	MAUVIEZ, obs. 40.	F. 52	2 ans	Droite irréductible volumineuse.	Ligature et extirpation du sac dont le moignon est fixé au-dessus de l'arc. crurale.	Suture de l'arcade crurale à l'aponévrose du pectiné.	21 juillet 1893		8 mois (24 mars 1894).	Pas de bandage.
366	MAUVIEZ, obs. 42.	F. 44		Droite irréductible du volume d'une noix.	Ligature et extirpation du sac dont le moignon est fixé au-dessus de l'arcade crurale.	Suture de l'arcade crurale à l'aponévrose du pectiné.	4 septemb. 1893		7 mois (21 mars 1894).	Pas de bandage.

Nos	INDICATION BIBLIOGRAPHIQUE	SEXE AGE	DÉBUT	DIAGNOSTIC	PROCÉDÉ OPÉRATOIRE		DATE DE L'OPÉRATION	MODE DE CICATRISATION	GUÉRISON CONSTATÉE APRÈS	OBSERVATIONS
					SAC HERNIAIRE	ANNEAU				
367	PIERRE DELBET, obs. inédite.	F. 64	Récent.	Epiplocèle crurale droite.	Ligature du collet. Extirpation. du sac.	Suture de l'arcade crurale au ligament de Cooper.	janv. 1894 hôpital Laënnec	P. primam	17 mois (fin juin 1895).	Pas de bandage.
368	PIERRE DELBET, obs. inédite.	F. 62		Epiplocèle crurale droite étranglée depuis plusieurs jours.	Ligature du collet. Extirpation du sac après débridement.	Suture de l'arcade crurale au ligament de Cooper.	24 mars 1894 hôpital Laënnec	P. primam	15 mois (fin juin 1895).	Bandage très irrégulièrement porté.
369	PIERRE DELBET, obs. inédite.	F. 35	15 ans	Crurale réductible (sac deshabité).	Ligature du collet et extirpation du sac déshabité.	3 points de suture à la soie, sut. à l'arcade crurale au ligament de Cooper.	20 sept. 1894 Hôtel-Dieu	P. primam	9 mois (fin juin 1895).	Pas de bandage.

TABLEAU C *bis*. — **Anneau suturé. — Procédé inguinal.** (GUÉRISONS, 11.)

Nos	INDICATION BIBLIOGRAPHIQUE	SEXE AGE	DÉBUT	DIAGNOSTIC	OPÉRATION	DATE DE L'OPÉRATION	MODE DE CICATRISATION	GUÉRISON CONSTATÉE APRÈS	OBSERVATIONS
370	RUGGI, obs. 2, p. 40.	F. 36	7 ans	Crurale gauche réductible du volume d'un œuf de poule. Entéro-épiplocèle.	Incision inguinale. Ouverture de la fosse de Scarpa. Dissection. Ligature et extirpation du sac. Incision du canal inguinal. Moignon du sac réduit. Suture de l'anneau.	9 mars 1892	P. primam	18 mois, août 1893	
371	RUGGI, obs. 10, p. 48.	F. 55	3 ans	Épiplocèle irréductible du volume d'un œuf.	Incision inguinale. Ouverture de la fosse de Scarpa. Dissection. Ligature et extirpation du sac. Incision du canal inguinal. Moignon du sac réduit. Suture de l'anneau.	28 oct. 1892	P. primam	10 mois, août 1893	
372	SARTI in RUGGI, obs. 1, p. 79.	H. 17	4 ans	Crurale droite du volume d'un œuf de poule.	Incision inguinale. Ouverture de la fosse de Scarpa. Dissection. Ligature et extirpation du sac. Incision du canal inguinal. Moignon du sac réduit. Suture de l'anneau.	9 janvier 1893	P. primam	7 mois, 20 août 1893	
374	RUGGI, obs. 15, p. 52.	F. 69	ancienne	Crurale gauche.	Incision du canal inguinal. Sac attiré en haut dans le canal inguinal. Fermet. de l'anneau, avec lambeau taillé dans l'aponévrose de Cooper.	7 février 1893	P. primam	6 mois, août 1893	

Nos	INDICATION BIBLIOGRAPHIQUE	SEXE AGE	DÉBUT	DIAGNOSTIC	OPÉRATION	DATE DE L'OPÉRATION	MODE DE CICATRISATION	GUÉRISON CONSTATÉE APRÈS	OBSERVATIONS
375	TUFFIER, obs. inédite.	H. 47		Crurale gauche.	Incision inguinale. Réduction du sac dans la région inguinale. Ligat. du collet. Sut. de l'anneau.	28 février 1894	P. primam	16 mois, fin juin 1895	Pas de bandage.
376	TUFFIER, obs. inédite.	F. 24		Crurale.	Incision inguinale. Réduction du sac dans la région inguinale. Ligat. du collet. Sut. de l'anneau.	13 mars 1894	P. primam	16 mois, fin juin 1895	Pas de bandage.
377	TUFFIER, obs. inédite.	F. 30	3 ans	Crurale gauche.	Incision inguinale. Réduct. du sac dans la région inguinale. Ouvert réduct. Ligat. du collet. Sut. de l'ann.	16 avril 1894	P. primam	14 mois, fin juin 1895, présenté à la Soc. de chirurgie (1894).	Pas de bandage.
378	TUFFIER, obs. inédite.	F. 56	ancienne	Crurale. Entéro-épiplocèle étranglée.	Incision inguinale Réduction du sac dans la région inguinale. Ligat. du collet. Sut. de l'anneau.	1er mai 1894	P. primam	14 mois, fin juin 1895	Pas de bandage.
379	TUFFIER, obs. inédite.	F. 24	2 ans	Petite crurale droite.	Incision inguinale. Réduction du sac dans la région inguinale. Ligat. du collet. Sut. de l'anneau.	2 juin 1894	P. primam	13 mois, fin juin 1895	Pas de bandage.
380	TUFFIER, obs. inédite.	F. 26		Crurale gauche.	Incision inguinale. Réduct. du sac dans la région inguinale. Ligat. du collet. Sut. de l'anneau (catgut).	7 juin 1894	P. primam.	1 an, fin juin 1895, présentée à la Soc. de chirurgie (1894).	Pas de bandage.
381	TUFFIER, obs. inédite.	F. 24		Crurale.	Incision inguinale. Réduct. du sac dans la région inguinale. Ligat. du collet. Sut de l'anneau (catgut).	24 sept. 1894	P. primam	9 mois, fin juin 1895	Pas de bandage.

TABLEAU D. — **Anneau crural suturé.** (Récidives, 14).

Nos	INDICATION BIBLIOGRAPHIQUE	SEXE AGE	DÉBUT	DIAGNOSTIC	PROCÉDÉ OPÉRATOIRE		DATE DE L'OPÉRATION	MODE DE CICATRISATION	RÉCIDIVE SURVENUE APRÈS	OBSERVATIONS
					SAC HERNIAIRE	ANNEAU				
382	RISEL in LEISRINK. Tab. C, obs. 22.	F. 39		Crurale réductible droite du volume du poing, auneau admet 3 doigts.	Ligature du collet. Extirpation du sac.	Suturé au catgut.	23 juillet 1878	P. secundam Drainage	quelques mois	
383	BILLROTH in HAIDENTHALLER, obs. 46.	H. 58	21 ans	Crurale réductible droite du volume d'un poing d'enfant. Anneau admet un doigt.	Ligature du collet. Extirpation du sac non ouvert.	Suture unissant l'arcade crurale à l'aponévrose de pectine (5 soies).	21 avril 1882	P. primam	7 ans, automne 1889. Récidive subite	
384	NORTH, obs. 11.	H. 42	récente	Crurale *étranglée* gauche du volume d'une noix.	Après débridement de Gunbernat. Sac non ouvert.	Suture au catgut.	22 janvier 1883	P. secundam	mois de 6 mois	Band. quelque temps.
385	BILLROTH in HAIDENTHALLER, obs. 44 et 45.	H. 28	21 ans	Crurale droite et inguinale gauche réductibles.	Ligature du collet. Extirpation du sac non ouvert.	Suture de l'arcade crurale à l'aponévrose de pectine soie.	12 mars 1883	P. secundam Drainage	? constatée en 1889	
386	BILLROTH in HAIDENTHALLER, obs. 79.	F. 60		Crurale droite *étranglée* et crurale gauche réductible.	Ligature du collet. Extirpation du sac.	Suture de l'arcade crurale à l'aponévrose du pectiné (soie).	4 juillet 1884	P. secundam Fistule stercorale	? constatée 5 ans après, anneau admet le doigt	
387	ROBINSON, obs 5.	F. 42	11 ans	Epiplocèle gauche irréductible et adhérente.	Ligature du collet. Extirpation du sac.	Suture de l'anneau au catgut.	30 juin 1885	P. primam	6 semaines	

Nos	INDICATION BIBLIOGRAPHIQUE	SEXE AGE	DÉBUT	DIAGNOSTIC	PROCÉDÉ OPÉRATOIRE		DATE DE L'OPÉRAAION	DATE DE CICATRISATION	RÉCIDIVE SURVENUE APRÈS	OBSERVATIONS
					SAC HERNIAIRE	ANNEAU				
388	SCHEDE in WOLTER. Tab. IV, obs. 198. Tab. VI, obs. 205.	F. 42		Crurale *étranglée* du volume d'une noix.	Ligature du collet. Extirpation du sac,	Suture de l'anneau.	1887.	P. primam sans drainage	? constatée 2 ans après	Band. quelque temps, travail pénible.
389	SCHEDE in WOLTER. Tab. IV, obs. 116. Tab. VI, obs. 240.	F. 39		Crurale *étranglée* du volume d'un œuf de pigeon.	Ligature du collet. Extirpation du sac.	Sutures perdues au fil d'argent.	1887	P. secundam Drainage	10 mois	Bandage irrégulièrement porté.
390	KOCHER in LEUW, obs. 105.	F. 42	20 ans	Epiplocèle gauche du volume d'un œuf, difficilement réductible et douloureuse.	Ligature du collet. Extirpation du sac.	Suture de l'anneau, sutures profondes.	1889	P. secundam Drainage	3 mois	
391	SCHWARTZ.	F.		Crurale.	Ligature du collet. Extirpation du sac.	Suture de l'anneau.	1891 ?	?	6 mois	
392	KOCHER in LEUW, obs. 99.	H. 48	10 ans	Epiplocèle droite irréductible du volume du poing.	Double ligature du collet. Extirpation d'un sac très épais.	Suture de l'anneau.	14 juillet 1891	P. Primam sans drainage	Qq. semaines anneau admet le pouce	
393	PIERRE DELBET, obs. inédite.	F. 77	anc.	Crurale *étranglée* volumineuse.	Ligature et résection du sac.	Suture de l'arcade crurale au ligament de Cooper.	20 fév. 1892 (Hôpital de la Charité)	P. primam	? constatée fin juin 1895	
394	PIERRE DELBET, obs. inédite.	F. 35	plusieurs années	Crurale gauche *étranglée* du volume d'un œuf de poule.	Ligature et résection du sac.	Suture de l'arcade crurale au ligament de Cooper.	8 septemb. 1892 (Hôpital de la Charité).	Incomplète P. primam	Quelque temps constatée fin juin 1895. Volume d'une noix. Inguinale directe du côté droit.	Bandage quelques mois, travail pénible.
395	TUFFIER, obs. inédite.	F. 48	2 ans	Crurale gauche du volume d'un œuf de poule.	Opér. par la voie inguinale. Ligature du collet.	Suture de l'arcade crurale au ligament de	5 mars 1894 (Hôpital Beaujon)	P. primam sans drainage	Quelques mois constatatée fin juin 1895.	Pas de bandage, travail pénible.

INDEX BIBLIOGRAPHIQUE

Adler. — *Inaugural dissertat.*, Berlin, 1890. Statistique de la Clinique de Von Bergmann de 1883 à la fin de juillet 1888.

Aly. — *Deutsche Med. Wochen.*, 1880, p. 558.

Anderegg. — *Deutsche Zeitschrift für Chirurgie*, 1886, t. XXIV, p. 207. Statistique de Socin de nov. 1877 à la fin de 1884.

Annandale. — *Brit. Med. J.*, 1876, t. I, p. 561, et 1877, t. I, p. 815. *Edinb. Med. J.*, 1876, p. 1087.

Ball. — *Brit. M. J.*, 1887, t. II, p. 1272.

Ballance. — *Saint-Thomas Hosp. Rep*, 1887, t. XVI, p. 193.

Banks. — *Brit. M. J.*, 1882, t. II, p. 985 (1re statistique). *Ibid.*, 1887, t. II, p. 1259 (2e statistique). *Ibid.*, 1893, t. II, p. 1043 (3e statistique).

A. E. Barker. — *Med. Chirurg. Transactions*, 1890, t. LXXXIII, p. 273.

Ch. Barker. — *Lancet*, 1893, t. I, p. 16.

Battle. — *Lancet*, 1887, t. I, p. 413.

Bassini. — *Nuovo Metodo operativo par la cura dell' ernia crurale.* Padova, 1893, et *Archiv. f. klin. Chirurgie*, 1894, t. XLVII, p. 1. (Statistique personnelle.)

Baum. — Cité in Leisrink.

Becker. — *Inaugural dissertat.*, Kiel, 1880.

W. H. Bennett. — *Lancet*, 1891, t. II, p. 599.

Berger. — *Soc. de chirurgie*, 1892, t. XVIII, 341. — *Traité de chirurgie*, Duplay Reclus, t. VI, p. 758.

Bernabeo. — *Riforma medica*, 1893, t. II. p. 207.

Billroth. — In Haidenthaller.

Bird. Golding. — *Clinical Soc. of London*, 1884, t. XVII, p. 210.

St. Bishop. — *Lancet*, 1890, t. I, p. 1169. The radical cure of hernia with description of new modification of Macewen's operation.

Bœckel. — *3e Congrès français de chirurgie*, 1888, p. 152, et *Gazette méd. de Strasbourg*, 1889, t. XLVIII, p. 107.

Bottini. — *Riforma Medica*, 1891, t. VII, p. 225.

Brazier. — Th. de Paris, 1883.

Bull. — *Med. News*, 1890, t. LVII, p. 5. (Statistique personnelle.)

O. V. Bungner. — *Deutsche Zeitschrift f. Chirurgie*, 1893-1894, t. XXXVIII, p. 549. Statistique de Kuster, de mars 1884 à décembre 1891.

Burckhardt. — In Leisrink.

Camson. — *Cure radicale de la hernie crurale.* Thèse de Lyon, 1893-94.

Chatard. — *Cure radicale des hernies par les méthodes directes.* Thèse de Paris, 1884-85.

W. Cheyne. — *Lancet*, 1892, t. II, p. 1039. (Autoplastie.)

Cohn. — *Berliner klin. Wochen.*, 1888, t. XXV, p. 643 et 671. (Statistique de Hahn).

Colzi. — *Contributo di chirurg. operat.* Cité in Ruggi, p. 8. (Procédé opératoire.)

3e Congrès français de chirurgie (Discussion), 1888, p. 119.

Cuénod. — Thèse de Lausanne, 1880. Statistique de SOCIN.
Cushing. — *Boston med. and Surg. Journal*, 1888, t. CXIX, p. 546.
Czerny. — In BRAUN. *Berliner klin. Wochen.*, 1881, p. 45. *Semaine médicale*, 1887, p. 341. Voyez aussi R. WOLF.
Delagenière. — *Gaz. des hôpitaux*, 1888, p. 97.
Delorme. — *Archives de méd. et de pharm. militaires*, 1894, t. XXIII, p. 486 (Statistique personnelle).
Demoulin. — *Union médicale*, 1893, t. LVI, p. 229.
Dubois. — *J. de méd. chirurg. et pharmacologie de Bruxelles*, 1885, t. LXXX, p. 481 (Statistique personnelle).
Esmarch. — In BECKER. Inaugural Dissert., Kiel, 1880.
Fabricius. — *Cent. f. Chirurgie*, 1894, t. XXI, p. 121.
Fischer. — In LAURENTOWSKI.
Fowler. — *Annals of Surgery*, 1893, t. XVII, p. 16.
Galliani. — *Bull. d. Sc. med. di Bologna*, 1892, t. III, p. 540.
Giordano. — *Gaz. med. di Torino*, 1892, t. XLIII, p. 661. Analyse in *Riforma medica*, 1892, t. III, p. 634.
Hackenbruch. — *Beitrage zur klin. Chirurgie*, 1894, t. XI, p. 779. Méthode ostéoplastique de TRENDELENBURG.
Haidenthaller. — *Archiv. f. klin. Chirurgie*, 1890, t. LX, p. 493. Statistique de BILLROTH de 1877 à 1889.
Ch. S. Hamilton. — *Med. News*, 1893, t. LXII, p. 95.
Heuston. — *Brit. med. J.*, 1887, t. II, p. 1906.
S. Jones. — *Brit. M. J.*, 1887, t. II, p. 718.
Julliard. — In SEGOND. Th. Agrégat, 1883, tab. D, obs. 81.
Karström. — *Hygiea*, Stockholm, 1891, p. 363.
Kocher. — *Corresp. blatt. Schweizer Aerzte*, 1892, t. XXII, p. 561. Traduct. in *Annals of Surgery*, 1892, t. XVI, p. 526. Voy. aussi. MAYOR et LEUW. (Statistique personnelle.)
Kronlein. — Voy. MUNZINGER.
Kuster. — In TILANUS et *XV*[e] *Congrès des chirurgiens allemands*. P. II, p. 291, 1886 et *Archiv. f. klin. Chirurg.*, 1886, t. XXXIV, p. 102. Voy. aussi ARNOLD WOLF et O. V. BUNGNER. (Statistique personnelle.)
Laguaite. — *Province médicale*, 1890, p. 604.
Lauenstein. — *Archiv f. klin. Chirurgie*, t. XL, p. 639.
Laurentowski. — Dissertatio. Breslau, 1879.
Leisrink. — *Die moderne Radikal-operation der Unterleibsbrüche.* Hambourg et Leipzig 1883 (statistique.)
Leuw. — *Archiv. f. klin. Chirurgie*, 1893, t. XLVI, p. 40. (Statistique de KOCHER.) de 1886 à 1892.
Lockwood. — *Lancet*, 1893, t. II, p. 1997.
J. Lucas-Championnière. — *Cure radicale des hernies.* Paris 1892. (Statistique personnelle.)
Mac Cormac. — *Brit. med. Journal*, 1884, t. II, p. 225. (Statistique personnelle.)
Macewen. — *Annals of Surgery*, 1886, t. IV, p. 117. *Brit. med. J.*, 1887, t. II, p. 1263. (Statistique personnelle.)
Manley. — *Hernia, ist palliative and radical treatment.* London 1893. (Statistique)
A. Marchand. — *Soc. de chirurgie*, 1892, t. XVIII, p. 352.
Marcy. — *J. of American Med. Assoc.*, 1887, t. VIII, p. 589 ; *id.*, 1893, t. XXII, p. 256 ; *id.*, 1894, t. XXIII, p. 256.

W. Maunsell. — *Brit. M. J.*, 1891, t. II, p. 685.
Mauviez. — Thèse de Lyon, 1893-1894. (Statististique.)
Mayor. — Thèse de Berne, 1889. (Statistique de KOCHER, de 1879 à 1886.)
Moissy. — *Jour. des Sc. méd. de Lille*, 1893, t. I, p. 113.
Muller. — *Gaz. méd. de Strasbourg*, 1882, t. XLI, p. 25.
Munzinger. — *Dissertation.* Zurich, 1884. (Statistique de KRONLEIN, de 1881 à 1884.)
North. — *Med. Rec.* New-York, 1883, t. XXIV, p. 290.
Novaro. — *Riforma medica*, 1892, t. I, p. 826.
Nowlan. — *Med. Press. and circular*, 1891, t. LI, p. 374.
Nussbaum. — Voy. LEISRINK.
Oidtmann. — *Radikaal operatie der Cruraalbreuk.* Amsterdam, 1893. (Statistique.
Parlavecchio. — *Riforma medica*, 1893, t. I, p. 496 et 507. (Procédé opératoire.)
Post. — *Lancet*, 1882, t. I, p. 822.
Poullet. — *Congrès international de Sc. médicales*, Rome, 1894, et *Gaz. hebdomadaire des Sc. méd. de Bordeaux*, 1894, t. XV, p. 172. (Procédé fibro-périostique.)
Reichel. — *Cent. f. chirurgie*, 1886, t. XIII, p. 857.
J. Reverdin. — *Revue médicale de la Suisse Romande*, 1887, t. VII, p. 112.
Reynier. — *Soc. de chirurgie*, 1892, t. XVIII, p. 358.
Richelot. — *Congrès de chirurgie*, 1892, p. 277, et *Union médicale*, 1892, t. LIII, p. 745. (Statistique personnelle.)
Riedel. — Voyez WETTE.
Rivington. — *Lancet*, 1885, t. II, p. 756.
Robinson. — *Saint-Thomas Hosp. Rep.*, 1889-1890, t. XIX, p. 23 (Statistique.)
Mayo-Robson. — *Brit. M. J.*, 1887, t. II, p. 1394. (Statistique personnelle.)
Rochelt. — *Wiener med. Presse*, 1882, t. XXIII, p. 1098.
Ruggi. — *Raccoglitore med.*, 1892, t. XIX, p. 277. *Riforma med.*, 1892, t. I, p. 824, et *Del metodo inguinale nella cura radicale dell'ernia crurale.* Bologna, 1893. (Statistique personnelle.)
Rusthon Parker. — *Brit. M. J.*, 1893, t. II, p. 1037.
Salzer. — *Cent. f. Chirurgie*, 1892, p. 665.
Schede. — *Cent. f. Chirurgie*, 1893, et *Verhandlung der Deutsche Gesellschaft f. Chirurgie*, 1893, p. 74, part. 1.
Schwartz. — *Soc. de chirurgie*, 1892, t. XVIII, p. 356. *Associat. française de chirurgie* (*Congrès de chirurgie*), 1893, t. VII, p. 685.
Segond. — Thèse d'agrégation, 1883. (Statistique.)
Socin. — 3e *Congrès de chirurgie*, 1888, p. 119 et in CUENOD et ANDEREGG.
Otto Sonnenburg. — Dissertation. Berlin, 1890.
Stonham. — *Lancet*, 1892, t. II, p. 1198, (autoplastie).
Swenson et **Erdmann.** — *Nordiskt. Medecin. Archiv.*, 1886, t. XVIII, n° 8, p. 22 (Statistique personnelle.)
Thibaudet. — *J. des Sc. méd. de Lille*, 1890, t. I, p. 137.
Thiriar. — *Assoc. française de chirurgie*, 1893, t. VII, p. 318. (Transplan osseux.)
Tilanus. — *Congrès international*, Amsterdam, 1879, t. I, p. 412. (Statistique).
Trendelenburg. — *Verhandlung der Deutsche Gesellchaft*, 1890, p. 133. P. I et *ibid.*, 1893, p. 76. P. I.
Tricomi. — *Riforma medica*, 1891, t. 2, p. 556 et t. IV, p. 266.

Tuffier. — *Société de chirurgie*, 1894, p. 781.
Walsham. — *Brit. med. J.*, 1884, t. II, p. 713.
Wheeler. — *Med. Press and circul.*, 1884, t. XXXVII, p. 227, n. s.
Weinlechner. — *Wien med. Blatter*, 1879, p. 249, 273, et 321 (In SEGOND).
Wette. —. Dissertat. Jena. 1889. (statistique de Riedel, 1883 à 1888).
R. Wolf. — *Beiträge zur klin. Chirurgie*, 1891, t. VII, p. 585. (Statistique de CZERNY, jusqu'en 1888.)
A. Wolf. — Dissertat. Berlin, 1889. (Statistique de KUSTER.)
Wolter. — *Sammlung klin. Vortrage*, 1890, n° 360 (Chirurgie n° 111), p. 3495. (Statistique de SCHEDE, de 1880 à 1888.)
J. Wood. — *Brit. M. J.*, 1885, t. I, p. 1280. *Med. Times and gaz.*, 1885, t. I, p. 777. *Med. Press. and Circul.*, 1885, t. XXXIV, p. 599 et t. XL, p. 5.
Wyeth. — *New.-York. Med. Rec.*, 1882, t. XXI, p. 105.

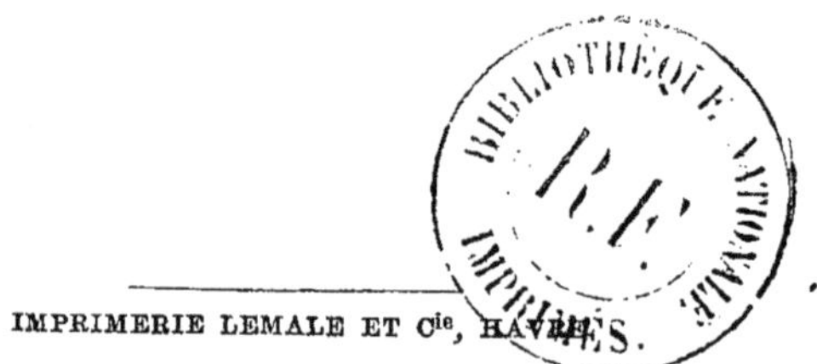

IMPRIMERIE LEMALE ET C[ie], HAVRE.

www.ingramcontent.com/pod-product-compliance
Ingram Content Group UK Ltd.
Pitfield, Milton Keynes, MK11 3LW, UK
UKHW022123260726
13993UKWH00003B/1189

9 782329 149080